# Mikrolatinum für Heilberufe

*Ein Einstieg*

Von
Annette Kerckhoff, Berlin

Mit 14 Abbildungen

W0021213

 Wissenschaftliche Verlagsgesellschaft mbH Stuttgart 2003

**Bibliografische Information Der Deutschen Bibliothek**
Die Deutsche Bibliothek verzeichnet diese Publikation in der Deutschen Nationalbibliografie; detaillierte bibliografische Daten sind im Internet über http://dnb.ddb.de abrufbar.
  ISBN 3-8047-1972-4

© 2003 Wissenschaftliche Verlagsgesellschaft mbH Stuttgart
Birkenwaldstr. 44, 70191 Stuttgart
Printed in Germany
Druck: Druckerei und Verlag Gebrüder Knöller KG, Stuttgart
Umschlaggestaltung: Atelier Schäfer, Esslingen, unter Verwendung einer Illustration von Peter E. Reiche, Berlin

# Inhaltsverzeichnis

## TEIL I: Terminologie und Grammatik

## TEIL II: DER MENSCHLICHE KÖRPER

*Inhaltsverzeichnis*

# Für wen dieses Buch geschrieben ist

Dieses Büchlein wendet sich

An alle angehenden Krankenschwestern, Pfleger, Heilpraktiker und Physiotherapeuten, denen das bevorstehende lateinische und griechische Vokabular schlaflose Nächte bereitet.

An Medizinstudenten der Erstsemester, die im Lateinunterricht die Abbildungen von Augustinus & Co in Lehrerkarikaturen verwandelt haben und eine kleine Einstiegshilfe gebrauchen können, bevor es mit der eigentlichen Fachliteratur weitergeht.

An diejenigen, die Latein für ein dröges Kapitel halten. Die nicht auf den Gedanken kämen, dass sich im menschlichen Organismus Schnecken und Muscheln; Fenster, Scheiben, Gänge und Treppen, Pforten und Pförtner; Äste und Zweige, Blätter, Blüten und Beeren, Sicheln und Handgriffe, Pauken und Trompeten, Gabelungen und Kreuzungen, Opfer- und Essigschälchen, ja, sogar Kuckucksschnabel und Türkensattel, Rollhügel und Drosselgruben verbergen. Und dass die Kenntnis der lateinischen Terminologie selbst in Liebesdingen von Vorteil ist.

Womit wir gleich beim Thema wären.

**Rom, zu Beginn des 3. Jahrtausends.**

Da steht er, der heißblütige Held, mit engen Jeans, aufgeknöpftem Hemd und Westernstiefeln. Lehnt locker an seiner Vespa und sieht *sie.* Ihre Augen, ihr Haar, ihr Mund, ihre Beine, ihr Gang versetzen ihn in Entzücken. Fast unhörbar entweicht seinen Lippen ein Ausruf der Bewunderung: „Mamma mia!".

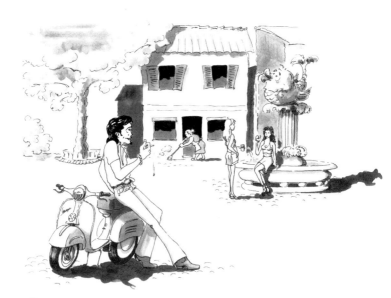

*Über Mäuschen und Herzchen – zum Einstieg Amore*

**Die gleiche Szene zweitausend Jahre zurückversetzt.**

Diesmal lehnt der Held – nennen wir ihn Felix, den Glücklichen – nicht an der Vespa, sondern führt seinen Esel. Er trägt eine Toga, an den Füßen Sandalen. *Sie* steht am Brunnen, mitten auf dem Forum, dem Marktplatz, und schöpft Wasser. Wie angewurzelt bleibt Felix stehen, der Esel ebenso. Und brummt ein nur unwesentlich anders klingendes „mamma mea!" in seinen Bart.

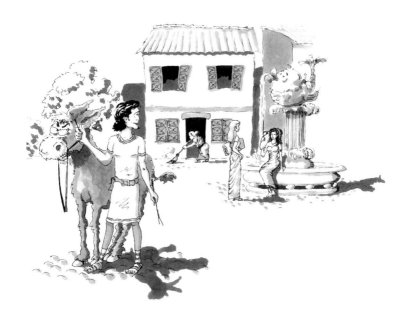

Knöpfen wir uns diesen Ausruf, der wörtlich übersetzt „meine Mutter!" heißt, einmal genauer vor. Hat Felix in der Unbekannten seine Mutter wiedererkannt? Wohl kaum. Hat er seine Mutter um Hilfe angerufen? Schon möglich, aber unwahrscheinlich. Denkbar ist aber auch – wenn wir an die medizinische Fachsprache denken – dass die beiden Herren laut über die Größe des gesichteten Brustumfanges in Entzücken gerieten. Denn „mamma" bedeutet die „Brust", im weiteren Sinne die „Zitze" oder das „Euter", im engeren medizinischen Sinne die milchspendenden Brustdrüsen. Ist es daher nicht ganz einleuchtend, wenn für den Säugling die Mama gleichbedeutend mit der „mamma" ist?

Um sich dem Gegenstand des männlichen Interesses grammatikalisch zu nähern: Der Begriff „mamma" setzt sich aus dem Wortstamm „mamm-" und der für eine Reihe von weiblichen Substantiven charakteristischen Endung -a zusammen.

Der Wortstamm ist in der medizinischen Terminologie das, was Sie sich vor allem merken sollten. Welche anderen Silben oder Wortteile sich um diesen Wortstamm herumgruppieren, kann sich ändern – je nachdem, worum es geht. Angenommen, Ihre Nachbarin erzählt Ihnen, ihr Frauenarzt hätte von Mammographie und Verdacht auf Mammakarzinom gesprochen. Dann erinnern Sie sich bitte an unsere beiden Römer und daran, dass mamm- der Wortstamm mit der Bedeutung „Brust" ist. „-graphie" erinnert sie vielleicht an die Fotografie, die Graphiker, sogar die Graffitis. Es handelt sich also offenbar um sichtbare Abbildungen und Bilder. Der Begriff „Karzinom" hat etwas mit bösartigen Krebserkrankungen zu tun.

Doch zurück zu dem verzückten Felix und seiner Angebeteten. Felix hat Glück – nomen est omen („Der Name ist das Vorzeichen") – und die beiden kommen ins Gespräch. Felix geleitet die Schöne, nennen wir sie Viola („das Veilchen"), heim. Im Hof des altrömischen Hauses, dem Atrium, angekommen setzen sich die beiden auf eine Bank. Tief schaut Felix ihr in die dunkelbraunen, reich bewimperten Augen und denkt: „Was für ein süßes Zuckerpüppchen..."

Frei übersetzt hieße dies: „Quae pupilla mellita..." Das quae können Sie momentan vergessen. Mellita sollte Sie an den Diabetes mellitus, die Zuckererkrankung, erinnern. Warum es einmal mellita und einmal mellitus heißt ist an dieser Stelle unwichtig. Der Wortstamm „mell-" kommt von „mel – der Honig". Mellitus und mellita heißen also „honigsüß". Und genau mit dem süßlich schmeckenden Urin erklärt sich die Bezeichnung des Diabetes mellitus.

Zur Pupille. Dieser Begriff bedeutet tatsächlich, wie Felix schon sagte, die „kleine Puppe". Denn „Pupa" ist die „Puppe". Die Zwischensilbe -ill- weist auf eine Verkleinerungs- oder Diminutivform hin. Was nun die Pupille mit einem Püppchen zu tun hat, ist schnell erklärt: Wer wusste schon zu Zeiten der anatomischen Begriffsbestimmung, dass sich beim Blick in die Augen eines anderen der eigene Körper verkleinert widerspiegelt. Vielmehr dachte man, dass sich dort, in dem schwarzen Sehloch, ein winzig kleines, auf dem Kopf stehendes Püppchen versteckt.

Zwischen Felix und Viola entspinnt sich im Schatten des Olivenbaums ein intimer Dialog, in dem die verschiedensten Koseworte wie „Herzchen" oder „Mäuschen" fallen. Und so können wir uns getrost etwas ausführlicher mit der Verkleinerungsform befassen.

Herzchen? Mäuschen? Sicher meinen Sie jetzt, dass man diese beiden Worte, die ja auch auf deutsch nur selten zu hören sind, im Lateinischen erst recht nicht kennt. Aber vielleicht heißen Sie oder eine Bekannte ja Cordula – und genau das ist die wörtliche Übersetzung von „Herzchen". Schließlich bedeutet „cor" – das Herz, die Zwischensilbe -ul weist auf die Verkleinerung hin, -a ist die weibliche Endung.

Und das Mäuschen? Das Mäuschen ist der „musculus", der Muskel. Spannen Sie doch einfach mal den Bizeps an: Könnte man da nicht auf den Gedanken kommen – wie es angeblich die alten Römer getan haben – dass sich unter der Hautoberfläche ein Mäuschen versteckt, das nur beim Anspannen hervorkommt? Eine andere Deutung erklärt die medizinische Bezeichnung allerdings damit, dass der sezierte Muskel mit dem dicken Muskelbauch und dem dünnen Muskelende in seiner Gestalt einer Maus ähnelt. Zum Wortstamm: „mus" ist die „Maus". Diesmal handelt es sich um ein männliches Wort, dessen Verkleinerungsform aus der Zwischensilbe -ul und der Endung -us besteht: musculus.

Weil der menschliche Organismus sehr viele kleine Körperteile hat, verwundert es nicht, dass auch eine ganze Reihe anderer anatomischer Bezeichnungen Verkleinerungsformen darstellen. Das erkennen Sie stets daran, dass zwischen dem Wortstamm und der Endung eine der Silben -ul, -ill, -ell oder ähnliche eingefügt wurde. Einige Beispiele wären mamilla (Brustwarze), folliculus (Bläschen, Knötchen, Follikel, ursprünglich Ledersack, Schlauch, wobei follis der Blasebalg heißt), glomerulus (kleines Gefäßknäuel, insbesondere in der Niere; Verkleinerung von glomus – das Knäuel), acetabulum (Hüftgelenkspfanne, wörtlich „Essigschälchen", vgl. acetum – Essig) oder schließlich ampulla (Verkleinerung von amphora, nicht nur allgemein „Ausbuchtung" oder „Ampulle", sondern auch „Schminkbüchse"; im Medizinischen die Bezeichnung für Endstück von Dickdarm bzw. Verdauungsgängen.)

> **Merke:** Immer wenn Ihnen im medizinischen Fachjargon ein -ill, -ull, -ell oder -ul begegnet, wurde irgendetwas verkleinert. Das gibt es übrigens auch in eingedeutschten Bezeichnungen wie Organelle oder Salmonelle.

Lassen wir Felix und Viola unter dem Olivenbaum zurück. Wenn die kleine Geschichte über die sprachliche Herkunft von Pupille und Muskel, Kniescheibe und Hüftpfanne Ihr Interesse geweckt hat, dann dürften Sie auch im Rest dieses Büchleins eine Menge Neuigkeiten erfahren.

# Was Sie jetzt erwartet...

Um es kurz zu machen – das folgende Büchlein besteht aus zwei Teilen:

Im ersten Teil werden Sie in die Grundlagen der medizinischen Fachsprache und der lateinischen Grammatik eingeführt. Dies lässt sich nicht vermeiden, dürfte Ihnen aber auch im Alltagsleben behilflich sein. So beziehen sich die Wortbeispiele nicht nur auf die Medizin, sondern auf viele gebräuchliche Fremdwörter.

Im zweiten Teil dagegen geht es ausschließlich um Bau, Funktionsweise und Erkrankungen des menschlichen Körpers. Der Reihe nach werden die wichtigsten Begriffe der wichtigsten Organsysteme vorgestellt und übersetzt, wobei Sie nach und nach immer mehr alleine verstehen und übersetzen werden können. Es ist ratsam, die Lektüre von vorne nach hinten zu lesen; denn durch häufige Wiederholung und Querverweise prägen sich die wesentlichen Begriffe am ehesten ein.

# Teil I

Terminologie und Grammatik

## Eigentlich logisch!

Um 400 v. Chr. fingen die alten Griechen an, insbesondere Hippokrates (460–375 v. Chr.), sich genauer mit der Lehre des menschlichen Körpers und seinen Erkrankungen zu befassen. „logos" nun bedeutet soviel wie die Lehre, die Wissenschaft von einem Gegenstand. Deshalb gibt es die Sozio**log**ie, Polito**log**ie, Bio**log**ie, Zoo**log**ie, Geo**log**ie, Paläonto**log**ie und Anthropo**log**ie. In der Medizin ist das nicht anders, was die Bezeichnung von Fachgebieten und Fachärzten angeht.

Logos    das Wort, die Rede, Lehre, Kunde, Wissenschaft von

:

| | |
|---|---|
| Histo**log**ie, Histo**log**e | (Lehre vom Gewebe) |
| Gynäko**log**ie, Gynäko**log**e | (Frauenheilkunde) |
| Neuro**log**ie, Neuro**log**e | (L. von den Nerven) |
| Uro**log**ie, Uro**log**e | (L. von den Harnwegen) |
| Hämato**log**ie, Hämato**log**e | (L. vom Blut) |
| Pulmo**log**ie, Pulmo**log**e | (L. von der Lunge) |
| Neonato**log**ie, Neonato**log**e | (L. von den Neugeborenen) |
| Allergo**log**ie, Allergo**log**e | (L. von den Allergien, ursprünglich von gr. allos – anderer und ergon – Werk, Wirkung) |
| Psycho**log**ie, Psycho**log**e | (L. von der Psyche) |
| Onko**log**ie, Onko**log**e | (L. von Geschwulsterkrankungen, von gr. Onkos – Ausdehnung, Masse) |

## Die Römer ziehen nach

Bei den Erkenntnissen der griechischen Ärzte sollte es nicht bleiben. Im Laufe der folgenden Jahrhunderte, besonders in den ersten zwei Jahrhunderten nach Beginn der Zeitrechnung, übernahmen die römischen Ärzte eine Vielzahl von griechischen Begriffen, indem sie sie ins Lateinische übersetzten, so dass nunmehr für ein und dieselbe Sache ein griechischer und ein lateinischer Ausdruck existierte.

Denken Sie beispielsweise nur an das Leben selbst, das sowohl in der griechischen wie in der lateinischen Bezeichnung Einzug in die medizinische Terminologie hielt und auch in der Werbung zu finden ist: Denken Sie an die „pro**bio**tischen" Joghurtkulturen für Ihre Darmflora oder an das Vogelfutter von **Vita**kraft für Ihren Wellensittich.

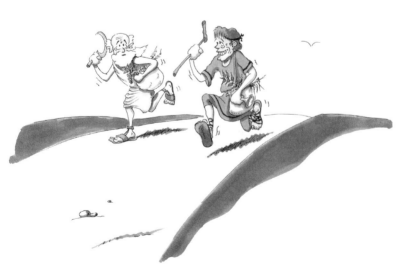

*Latein und Griechisch*

Bios (gr.)   das Leben

 :
**Bio**logie
**Bio**chemie
**Bio**katalysatoren
**Bio**sphäre
Anti**bio**tika
pro**bio**tisch

Vita (lat.)   das Leben

 :
**Vita**lität
**Vita**lkapazität
**Vita**min

Auch bei Krankheit und Leiden werden häufig sowohl der griechische
als auch der lateinische Begriff eingesetzt.

Pathos (gr.)   Pathos bedeutet nicht, wie man annehmen möchte „Leiden,
Erkrankung", sondern hat eine sehr viel neutralere Bedeutung.
So bezeichnet Pathos zunächst jeden von außen kommenden
Eindruck, jedes Erlebnis und die dadurch erzeugten Gefühle
und Empfindungen. Dies erklärt, warum „**path**etisch" vor
allem die Gefühlsintensität meint und was unter Sym**path**ie
und Anti**path**ie zu verstehen ist. Jemanden sympathisch zu
finden, heißt also, mit ihm oder ihr (sym = mit) zu empfinden.
Im gegenteiligen Fall sind die Gefühle genau gegen (anti-) den
Anderen gerichtet.

 :
**Path**ogenese            (Krankheitsentstehung)
**Path**ologie             (Lehre von den Erkrankungen)
Truncus sym**path**icus    (Stamm des sympathischen
                            Nervensystems)

| Parasym**path**icus | (Zweig des vegetativen Nervensystems) |
| Osteo**path**ie | (bestimmte manuelle Therapie) |
| Homöo**path**ie | (arzneiliche Reiz-Regulations- Therapie, die „Ähnliches mit Ähnlichem" behandelt) |

Morbus (lat.)    Morbus – auf deutsch „Krankheit" – wird in der Medizin nicht nur in der allgemeinen Krankheitslehre verwendet (z.B. bei der **Morbid**ität, der Erkrankungsrate). Der Morbus ist auch ein feststehender Begriff, um nach ihren Entdeckern benannte Symptomkomplexe zu bezeichnen.

▶:
**Morbus** Addison
**Morbus** Basedow
**Morbus** Bechterew
**Morbus** Boeck
**Morbus** Crohn
**Morbus** Hodgkin
**Morbus** Menière
**Morbus** Osler
**Morbus** Raynaud
**Morbus** Scheuermann

Kurzgefasst: Für viele Körperteile, Organe oder Phänomene in der medizinischen Terminologie gibt es einen griechischen und einen lateinischen Begriff. Allerdings werden in der Anatomie vor allem lateinische Begriffe verwendet, während bei Krankheitsbezeichnungen, in der Diagnostik und bei der Behandlung von Erkrankungen (die so genannte „Klinik") die griechischen Wortstämme überwiegen. Dazu zwei Beispiele:

❑ Die Lunge heißt auf lateinisch „pulmo", die Gefäße vom Herz zur Lunge werden entsprechend als **Pulmo**nalarterien oder Arteriae pulmonales bezeichnet. Die Lungenentzündung (**Pneum**onie) aber verwendet das griechische Wort „pneuma" für die Lunge.

❏ Die Niere wird anatomisch mit dem lateinischen „ren" bezeichnet. So gibt es die Arteria **ren**alis. Auch das in den Nebennieren gebildete Ad**ren**alin (ad – nahe bei) geht auf die Bezeichnung der Niere zurück. Erkrankungen der Niere verwenden dagegen den griechischen Wortstamm **nephr**- (von gr. nephros – die Niere), wie man bei der **Nephr**itis oder der **Nephr**ose sehen kann. Auch die Entfernung der Niere heißt **Nephr**ektomie.

Doch keine unnötige Aufregung. Sie müssen nicht wissen, zu welcher Sprache ein Wortteil ursprünglich zuzuordnen ist. Sie sollten sich nur nicht aus der Ruhe bringen lassen, wenn Sie auf zwei Bezeichnungen für ein und dieselbe Sache stoßen.

# 2 Komposition

Nicht nur in der Musik, sondern auch in der Sprache wird komponiert, d.h. „zusammen-" (cum, con, com, co) „-gesetzt, -gestellt, -gelegt" (vgl. ponere (lat.) – setzen, stellen, legen): nämlich zwei oder mehrere Wortteile oder sogar Wörter zu einem neuen Wort.

Gerade die lateinische Sprache, und damit auch die medizinische Terminologie, liebt die Komposition, so dass bisweilen wahre Bandwurmbegriffe entstehen.

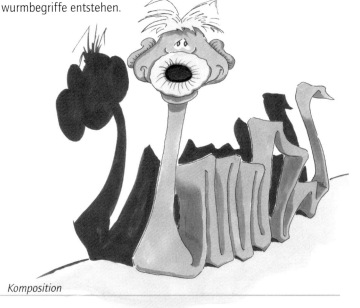

*Komposition*

Übrigens: **Termin**ologie, also Termin-o-logie, ist die Lehre von den **Termin**i (aber nicht von den **Termin**en). „terminus" heißt auf lateinisch „die Grenze, der Grenzstein, die Marke". Etwas zu terminieren bedeutet also, es genau zu bestimmen und festzusetzen und das macht man mit einem **Termin** genauso wie mit einem Fach**termin**us.

Zurück zu den Wortelementen und den Wortkombinationen. Stellen Sie sich das Ganze wie ein Baukastensystem vor, das aus drei großen Behältern mit unterschiedlichen Bausteinen besteht. Sie sind alle in der Mitte unterteilt, so dass die eine Hälfte die griechischen Bausteine oder Wortelemente enthält, die andere Hälfte die lateinischen Wortelemente. Daneben gibt es dann noch zwei kleine Behälter ohne Unterteilung.

In Korb 1 sind um die zwanzig bis dreißig Bausteine. Es handelt sich bei ihnen um Wortbestandteile, die üblicherweise ganz vorne am Wort zu finden sind, dabei allerdings mit den unterschiedlichsten anderen Bausteinen kombiniert werden. Sie werden als Vorsilben oder Präfixe bezeichnet. Ein solches Präfix wäre beispielsweise „hyper-" („über"), vertreten u.a. bei der **Hyper**ämie (verstärkte Durchblutung), der **Hyper**tonie (erhöhter Blutdruck) oder der **Hyper**thyreose (Schilddrüsenüberfunktion).

In Korb 2 sind ebenfalls nur eine begrenzte Anzahl von Bausteinen, die – im Gegensatz zum ersten Korb – stets hinten an unseren Fachterminus angehängt werden. Man spricht hier von Nachsilben oder Suffixen. Ein bekanntes Suffix ist -itis: Es bezeichnet eine Entzündung. Entzündet ist immer das, was vor dem -itis steht, so z.B. der Magen (gaster) bei der Gastr**itis**, die Bronchien bei der Bronch**itis**, die Bauchspeicheldrüse (pancreas) bei der Pankreat**itis**.

Korb 3 ist sehr viel voller als die beiden ersten. Hier finden sich alle Wortstämme. Der Wortstamm ist der eigentliche Kern des Terminus. Im Deutschen wäre ein Wortstamm „Haus". Und egal, ob man über ein Haus, den Garten des Hauses, die Häuser, die Häuslichkeit, die Behausung, zu Hause oder hausen spricht, immer sind diese Worte auf das „Haus" als solches zurückzuführen. Und weil genau diese Wortstämme auch im Lateinischen so wichtig sind, werden Sie nicht umhin können, diese schlicht zu pauken. Apropos pauken: Die Paukenhöhle im Mittelohr wird lateinisch als „cavum tympani" bezeichnet. Dabei dürfte „cavum, die Höhle", Sie an die Kavernen der Tuberkulose erinnern.

Korb 4 enthält nur einige kleine Bausteine. Es sind die Endungen, die an die Wortstämme angehängt werden, wenn sich dort nicht gerade ein Suffix befindet, wie z. B. das -a von der mamma, das -us von musculus, das -um von dem gerade genannten cavum. Da die Endungen im Lateinischen Geschlecht, Anzahl und grammatikalischen Fall ausdrücken, sind sie an sich für diese Sprache sehr wichtig. Weil Sie jetzt aber weder den gallischen Krieg von Caesar noch die Kunst zu Lieben von Ovid im Original lesen möchten, können Ihnen die vielen Endungen der vielen Deklinationen für die vielen grammatikalischen Fälle gleichgültig sein. Dadurch sind die Endungen in der medizinischen Terminologie leicht zu überblicken.

In den fünften und letzten Korb schließlich brauchen Sie nur einen flüchtigen Blick zu werfen. Aha, hier sind die unauffälligen Verbindungsstücke der Worte, vergleichbar den Kupplungen von Zugwaggons. Man bezeichnet sie als Bindevokale. Sinn der Sache ist, auch zu später Stunde lateinische Fachtermini ohne Zungenbrecherei über die Lippen zu bekommen. Als Beispiel: Die Magenspiegelung, die Gastroskopie, hieße eigentlich Gastr-skopie, die Psychologie eigentlich Psych-logie – gäbe es nicht das kleine, feine -o- dazwischen. Ähnlich sind übrigens leichte Abweichungen der von Ihnen gelernten Ausgangsbegriffe zu werten, die sich im Zuge der „Lautangleichung" zweier Silben verändern können. Das alles spielt für Sie keine große Rolle. Wichtiger ist, dass Sie sich nicht allzu sehr darüber wundern, wenn ab und zu ein Buchstabe auftaucht, der *so* nicht in Ihrem Vokabelheft steht.

## Test it!

Über die Wortbestandteile wissen Sie jetzt genug, um selbst bei Bezeichnungen wie

> **Postoperativer Hyperparathyreoidismus**

oder

> **Musculus sternocleidomastoideus**

nicht in Panik zu verfallen. Vielmehr sollten Sie in aller Ruhe das grammatikalische Messer wetzen, den Bandwurmbegriff in leichtverdauliche Einzelbestandteile untergliedern und diese nacheinander übersetzen. Dann sieht die Angelegenheit nämlich schon sehr viel manierlicher aus:

| Post | - **operativ** | - *er* | |
|------|----------------|--------|--|
| Präfix | - Wortstamm | - Endung | |

| Hyper | - para | - **thyreoid** | - ismus |
|-------|--------|----------------|---------|
| Präfix | Präfix | - Wortstamm | - Suffix |

oder

| **Muscul** | - *us* | | | |
|------------|--------|--|--|--|
| Wortstamm | - Endung | | | |

| **Sterno** | **-cleido** | **-mastoid** | -e | - *us* |
|------------|-------------|--------------|-----|--------|
| Wortstamm | -Wortstamm | -Wortstamm | -Bildevokal | -Endung |

Und weil man mit den Präfixen und Suffixen nicht nur zwei Fliegen auf einen Schlag, sondern gleich Dutzende von ihnen erlegt, fangen wir mit diesen beiden Wortteilen an.

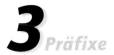

# 3 Präfixe

Schlagen wir dem „Terminologie-Bandwurm" den Kopf ab.

## *Vor, für*

Jedes Präfix ist dem eigentlichen Wortstamm vorangestellt, dort „fixiert, fest". Vorangestellt sind aber nicht nur Präfixe. So leitet die **Prä**ambel Urkunden und Staatsverträge ein, steht der **Prä**fekt als oberster Verwaltungsbeamter einem französischen Departement und der **Prä**sident als Staatsoberhaupt einer ganzen Republik vor. So ist die **Prä**destination die Vorherbestimmung, die **Prä**historie die Vorgeschichte, das **Prä**ludium das Vorspiel zur Fuge, die **Prä**misse die Voraussetzung, die **Prä**ferenz die Bevorzugung, leiten die voran-

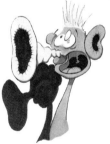

gestellten **Prä**positionen „auf, unter, neben, in, bei" usw. eine Beschreibung über die Lage, die Position einer Sache ein – das Buch auf dem Tisch, der Baum vor dem Haus.

**Wortbeispiele Medizin:**
prae
„vor, voran, voraus"

Pubertas **prae**cox
vorzeitige Pubertät
**prä**menstruelles Syndrom
Beschwerden vor der Mensis
**Prä**kanzerose
Vorstadium von Krebserkrankungen
**Prä**ventivmedizin
vorbeugende Medizin
**Prä**dilektionsstellen
bevorzugte Stellen für das Auftreten einer Krankheit

Eine ähnliche Bedeutung wie „prae" haben die Präfixe „pro" und „ante", wobei „pro" auch im Sinne von „für" zu verstehen ist (pro und contra – für und wider) und „ante" das „vor" im räumlichen Sinne meint (wie im Loriotfilm „Papa ante portas" – Papa vor den Toren, oder: Papa im Anmarsch!). Entsprechend gibt es die **Pro**bionten (Vorformen des Lebens), das **Pro**blem („das Vorgelegte, der Vorwurf"), das **Pro**dukt (das Erzeugnis, „das Hervorgebrachte"), das **Pro**fane („vor dem heiligen Bezirk liegende"), den **Pro**fessor (der vor anderen, also öffentlich, erklärt und bekennt), den **Pro**fit (finanzieller Vorteil), das **Pro**gramm („das vorher Aufgeschriebene"), das **Pro**jekt („das Vorgeworfene"), den **Pro**log (die Vorrede). Den **Pro**peller, der vorwärts treibt und den **Pro**pheten, der voraussagt. Und viele mehr: die **Pro**portion, den **Pro**spekt, die **Pro**stitution und die **Pro**zession, die **Pro**these, den **Pro**test, den **Pro**viant, die **Pro**vision, das **Pro**visorium und die **Pro**zente. Wenden wir uns „pro forma", also „für die Form, der Form halber" auch der Medizin zu.

## Wortbeispiele Medizin:

pro (lat.)                              „davor, vorher"
                                               aber auch „für" und „anstelle von"

| | |
|---|---|
| Proenzym | Vorstufe von einem Enzym |
| Prodromalstadium | Frühsymptome einer Krankheit |
| Processus | hervorragender Teil eines Knochens |
| Prostata | Vorsteherdrüse |
| Prolaps | (Bandscheiben)vorfall |
| Protrusio | (Bandscheiben)vorwölbung |
| Prothrombin | Vorstufe vom Thrombin |
| Prolaktin | Hormon, das die Milchproduktion fördert |
| Prophylaxe | Vorsorge |
| Prognose | das Vorgesehene, das Vorgesagte |

Mit dem Präfix „ante" gibt es vergleichsweise wenige umgangssprachliche Ausdrücke. Deshalb gleich zur Medizin.

## Wortbeispiele Medizin:

ante (lat.)                              „vor"

| | |
|---|---|
| Antebrachium | Unterarm |
| anterior | vorne |
| Anteflexion | Vorwärtsbeugung |

## *Nach, hinter*

Eine in etwa gegenteilige Bedeutung im Sinne von „nach, hinter" haben die Begriffe „post", „epi" und „meta".

„Post" hat wenig mit der Briefpost zu tun, dafür viel mit dem angehängten PS (post scriptum, das „Nachgeschriebene"); es findet sich zudem in der **Post**kommunion (dem Schlussgebet der katholischen Messe nach der Kommunion) und der **Post**moderne.

## Wortbeispiele Medizin:

| | |
|---|---|
| post (lat.) | „hinter, danach" und zwar räumlich wie zeitlich |
| | |
| posterior | hinter |
| postoperativ | nach der Operation |
| post partum | nach der Entbindung |
| postpneumonisch | nach einer Lungenentzündung |

„Epi", das verschiedene Bedeutungen haben kann, kennen Sie von der **Epi**demie, die sich „bei dem Volk" (demos – Volk) abspielt, bei dem **Epi**gonen, der nachahmt, der „nachgeboren" ist. Übrigens: Gon-, von griech. „gignesthai – entstehen", sollten Sie sich merken, wenn es um die Gonaden (Geschlechtsdrüsen), die geschlechtsspezifischen gonadotropen Hormone, das Genus (das Geschlecht) eines Wortes oder sogar die derzeit immer moderner werdenden gender studies geht. Das **Epi**gramm ist eine Aufschrift, der **Epi**log ein Nachwort. Und auch **Epi**sode und **Epo**che gehen ursprünglich auf diesen Begriff zurück.

## Wortbeispiele Medizin:

| | |
|---|---|
| epi (gr.) | „nach, darauf, daneben, darüber, dazu, dabei" |
| | |
| Epidermis | die Hautschicht auf der Dermis |
| Epilepsie | der Anfall, vgl. den Prolaps (Vorfall, z. B. von der Bandscheibe) |

„Meta" wird immer dann eingesetzt, wenn man etwas **meta**phorisch meint, also im übertragenen Sinne, bzw. mithilfe einer **Meta**pher, eines Vergleichs: wenn Sie etwas auf der **Meta**-Ebene diskutieren wollen oder eine **Meta**morphose, eine Veränderung der Gestalt, beobachten.

**Wortbeispiele Medizin:**
meta (gr.) „dahinter, danach",
            aber auch: „Veränderung, Wechsel"

Metencephalon        Hinterhirn
Metaphase             zweite Teilungsphase der Mitose
Metabolismus          Stoffwechsel
Metastase Tochtergeschwulst, die auf dem Blut- oder Lymphweg von der
            Muttergeschwulst verschleppt wurde


# *Über*


Nach „davor" und „danach" bieten sich „über" und „unter" als nächstes Gegensatzpaar an. „Über" heißt „super", auch im Sinne von übergeordnet. Und so steht der **Super**markt in seiner Bedeutung über dem normalen Laden, ist der **Super**lativ die Höchstform des Adjektivs, leuchtet die **Super**nova unter den Gestirnen besonders hell, der **Super**star am Schlagerhimmel.

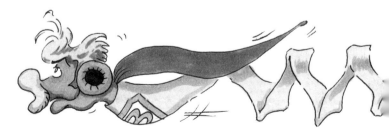

### Wortbeispiele Medizin:

| super, supra (lat.) | „über" |
|---|---|
| superficialis | oberflächlich |
| superior | der, die, das Obere, oben gelegen |
| Superinfektion | Folge-Infektion nach einer Primär- oder Erstinfektion, häufig bakteriell nach einer viralen Erkrankung |
| Gl. suprarenalis | Nebennierendrüsen |

Dem lateinischen „super" entspricht im Griechischen das Wort „hyper", allerdings verwenden wir es in unserer Umgangssprache selten. Erinnert sei lediglich an die **Hyper**bel aus der Mathematik, das „Darüberhinausgeworfene" (wörtlich übersetzt). Als Präfix meint „hyper" im medizinischen Sinne häufig eine Überfunktion. Und da es im menschlichen Organismus an allen Ecken und Enden zu übersteigerten Funktionen kommen kann, bieten sich eine ganze Reihe von Beispielen an.

### Wortbeispiele Medizin:

| hyper (gr.) | „über" |
|---|---|
| **Hyper**ämie | verstärkte Durchblutung |
| **Hyper**glykämie | erhöhter Bluckzucker |
| **Hyper**thyreose | Schilddrüsenüberfunktion |
| **Hyper**tonie | erhöhter Blutdruck |
| **Hyper**hidrosis | übermäßiges Schwitzen |
| **Hyper**trophie | übermäßige Größenzunahme von Geweben und Organen infolge Vergrößerung der Zellen |
| **Hyper**ventilation | übermäßig gesteigerte Atmung |
| **Hyper**thermie | Wärmestauung im Körper, auch Bezeichnung für (umstrittene) Krebstherapie mit künstlichem Fieber |

## Unter

„Unter" bezeichnen die Präfixe „hypo", „infra" und „sub". „Hypo" ist dabei als das genaue Gegenteil von „hyper" zu verstehen. Die **Hypo**thek ist wörtlich ein „Unterpfand, eine Unterlage", die **Hypo**these eine zunächst unbewiesene Annahme, eine Unter-Stellung im wahrsten Sinne des Wortes. Der **Hypo**chonder übrigens, der Patient mit unbegründeten Krankheitsvorstellungen, weist in seinem Namen auf die Region unter (hypo) dem Brustkorb (chondros – der Brustknorpel) hin. In diesem Bereich, dem Unterleib, waren – so die antike Vorstellung von Gesundheit und Krankheit – die Gemütskrankheiten begründet.

In der Medizin ist Hypo- so oft wie das gerade genannte Hyper- zu finden. Es bezeichnet häufig eine Unterfunktion.

**Wortbeispiele Medizin:**

| hypo (gr.) | „unter, Unterfunktion" |
|---|---|
| **Hypo**physe | Hirnanhangdrüse, vgl. phyesthai (gr.) – wachsen |
| **Hypo**glykämie | zu geringer Blutzucker |
| **Hypo**tonie | niedriger Blutdruck |
| **Hypo**thyreose | Schilddrüsenunterfunktion |

Das Präfix „infra" hat eine ähnliche Bedeutung. Die **Infra**struktur ist z. B. der wirtschaftliche und organisatorische Unterbau einer Wirtschaft. Die **infra**rote Strahlung sind Wellen mit Frequenzen unterhalb des sichtbaren Lichtes

**Wortbeispiele Medizin:**

infra (lat.)                    „unterhalb"

inferior                    der Untere, weiter unten gelegene

## Sub, suc, suf, sug

Das **sub**marine ist das Unterseeboot und die **sub**way die Untergrundbahn, die **Sub**kultur ist eine besondere kulturelle Gruppierung „unter" dem „normalen" Kulturbetrieb und die **Sub**dominante in der Musik die „Unterdominante". Der **Sub**kontinent ist der eigenständige, abgetrennte Teil eines Kontinents (z. B. Indien), die **Sub**vention die Unterstützung, und beim **Sub**trahieren schließlich wird ein Wert vom anderen „herunter-", also ab-gezogen (trahere – ziehen).

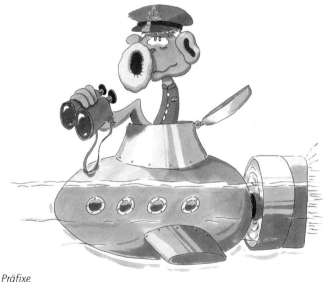

## Wortbeispiele Medizin:

| | |
|---|---|
| sup, sus (lat.) | „unter, unterhalb" |
| subakut | weniger heftig verlaufend |
| subkutan | unter der/die Haut |
| sublingual | unter der Zunge, z. B. in den Speichel-drüsen (Gl. sublinguales) |
| subdurales Hämatom | ein unter der harten Hirnhaut gelegener Bluterguss |
| subfebril | leicht erhöhte Temperatur („unterhalb" von Fieber) |
| Suppositorium | Zäpfchen, v. suppositum, unten angesetzt |

## *In, innen, hinein, innerhalb*

Diese Vorsilben – im Lateinischen „in, im" – beschreiben den Vorgang, dass „irgendetwas irgendwo hinein gelangt". So schwammig sich das anhört, so deutlich wird es bei der **In**vasion (dem Einmarsch) oder der **In**formation, bei der das Wissen eine Form, eine Gestalt erhält, vor allem aber bei medizinischen Bezeichnungen.

## Wortbeispiele Medizin:

| | |
|---|---|
| in-, im- (lat.) | „in, im" |
| **in** vivo | im Leben |
| **in** vitro | im Glas, genauer: im Reagenzglas |
| **In**fusion | Einleitung größerer Mengen Flüssigkeit in den Körper, vgl. fundere – gießen |
| **In**fluenza | die Grippe, die hinein „fließt" (fluere – fließen) |
| **In**farkt | Absterben eines Gewebebereiches durch eine „verstopfte" Endarterie (infarcire – hineinstopfen) |
| **In**fektion, **In**fekt | Ansteckung (inficere – hineintun) |

| Injektion | Einspritzen von Flüssigkeiten (inicere – einflößen, hineinwerfen) |
| Inhalation | Einatmen von Heilmitteln |
| Implantation | Einpflanzen von Gewebe- und Organteilen, Einnisten (vgl. planta – Gewächs, Pflanze) |

„En-" und „em-" (gr.) sind die griechische Entsprechung für das oben genannte lateinische „in-" im Sinne von „in, hinein".

## Wortbeispiele Medizin:
**en-, em- (gr.)**                „in, hinein"

| Encephalon | das Gehirn, das sich im Kopf (kephale) befindet |
| Enuresis | nächtliches Bettnässen, von gr. enourein – hineinharnen |
| Embolie | Verstopfung eines Blutgefäßes durch einen Embolus, vgl. gr. embole – Hineindringen |

„Hinein", das heißt auf griechisch „endo" und auf lateinisch „intro, intra", bekannt aus der **intro**duction, der englischen Einführung oder Vorstellung. Oder von **intro**vertierten Zeitgenossen, die im Gegensatz zu extrovertierten Kollegen nach innen gerichtet oder „gedreht" sind (verto – ich drehe). Apropos: Von diesem Verb stammt nicht nur die Version, sondern auch jeder Wirbel unserer Wirbelsäule (vertebra) oder der Schwindel (vertigo).

## Wortbeispiele Medizin:
**endo, ento (gr.)**                „innen, innerhalb"

| endogen | von innen kommend |
| Endometrium | Gebärmutterinnenhaut |
| Endokard | Herzinnenhaut |
| Endokrinologie | Lehre von den Stoffen, die nach innen ins Blut abgegeben werden |

*Präfixe*

| Endothel | innere Zellschicht |
| Endotoxin | nach Zerfall von Bakterien frei werdende Gifte |
| Endoskopie | Ausspiegelung von Hohlorganen |

## Wortbeispiele Medizin:

| intra, intro (lat.) | „innerhalb, nach innen, von innen" |
| --- | --- |
| intraglutäal | in dem/den Gesäßmuskel |
| intramuskulär | in den Muskel |
| intravenös | in die Vene |
| Intrauterinpessar | Spirale zur Empfängnisverhütung, die in die Gebärmutter (Uterus) eingeführt wird |
| intrinsic factor | vom Magen gebildetes Enzym, das für die Resorption von Vitamin B12 notwendig ist |
| intrazellulär | innerhalb der Zelle |

## Verneinung

Aber Achtung: Die beschriebene lateinische Vorsilbe „in" kann auch eine Verneinung bedeuten, wie z. B. bei dem Individuum, dem Unteilbaren, dem Einzigartigen (dividere - teilen). Indifferent ist, wer sich nicht von anderen unterscheidet, infam, wer berüchtigt ist und keinen guten Ruf hat (fama - Ruf), inkognito, wer nicht erkannt werden möchte (cognoscere - erkennen).

## Wortbeispiele Medizin:

| in (lat.) | „Verneinung" |
| --- | --- |
| inoperabel | nicht zu operieren |
| Insuffizienz | nicht ausreichende Tätigkeit und Funktion |
| Impotenz | Zeugungsunfähigkeit, vgl. potentia – Macht, Kraft |
| irreversibel | nicht rückgängig zu machen |

*In, innen, hinein, innerhalb*

In diesem Fall wäre das griechische Äquivalent die Vorsilbe a- oder an-, wie zum Beispiel bei dem Anonymen, dem ohne Namen (gr. onoma).

**Wortbeispiele Medizin:**

a-, an- (gr.) „Verneinung"

| | |
|---|---|
| Atom | das Unteilbare |
| Avitaminose | Vitaminmangel, „kein Vitamin" |
| | (vgl. vita – Leben) |
| Anorganisch | nicht organisch |
| Anästhesie | Betäubungsmittel, „keine Empfindung" |
| Analgetika | Schmerzmittel, „kein Schmerz" |
| Anämie | die Blutleere, „kein Blut" |

## Ex und hopp

„Außen" und „heraus" bedeuten die Vorsilben „ex-" und „ekto-". Als Medizinstudent können Sie **ex**matrikuliert werden. Der **Ex**porteur „trägt" (portare – tragen) Waren aus, und manches davon mag von **ex**quisitem, also „aus-gesuchtem" Geschmack sein, manch anderes für **ex**klusive Kunden, so dass andere ausgeschlossen sind (claudere – schließen).

**Wortbeispiele Medizin:**

e-, ek-, ex (gr./lat.) „aus, heraus"

| | |
|---|---|
| Ejakulation | Samenerguss, |
| | von eiaculare – hinauswerfen |
| Exanthem | Hautausschlag |
| Exitus | Tod |
| Exkretion | Ausscheidung |
| Ekzem | Ausschlag |
| Expektorans | auswurfförderndes Mittel |

| Exsikkose | Austrocknung |
| extrinsic factor | Vitamin B12, wird nur mit intrinsic factor resorbiert |
| Extrakt | Auszug |
| Exzision | Auschneidung |
| Foetor ex ore | Mundgeruch |
| Exsudat | bei einer Entzündung aus dem Blut austretende Flüssigkeit |
| -ektomie | operatives Entfernen eines Organs, z. B. Tonsillektomie (Entfernen der Mandeln) |

## Wortbeispiele Medizin:

| ekto-, exo-, extra (gr.) | „außerhalb" |
| --- | --- |
| Ektoderm | äußerstes Keimblatt |
| exokrin | nach außen fließen, z. B. exokrine Drüsen wie Schweißdrüsen, Talgdrüsen |
| exogen | von außen |
| extrazellulär | außerhalb der Zelle |
| Extrasystole | Herzschlag außerhalb des normalen Rhythmus |
| Ektoparasiten | Parasiten von außen (z. B. Flöhe und Läuse), im Gegensatz zu Endoparasiten des Darms |

## *Inter*

Immer noch **Inter**esse an den Präfixen? Hoffentlich, denn gerade die nächste Vorsilbe enthüllt nicht nur, warum es **Inter**city und **Inter**regio, sexual **inter**course, musikalische **Inter**valle und elektromagnetische **Inter**ferenzen, **inter**disziplinäre Studiengänge und **inter**nationale Veranstaltungen gibt. Vor allem aber zeigt die Bedeutung des Wortes „inter" als „zwischen, dazwischen, dabei", warum das Inter-esse an jemand oder etwas wörtlich übersetzt heißt, dass man nicht mehr nur bei sich ist, dass man aus sich heraus auf den Anderen zugeht und damit „zwischen (inter) sich selbst und dem Anderen ist" (esse – sein).

**Wortbeispiele Medizin:**

| inter (lat.) | „zwischen" |
|---|---|
| Discus **inter**vertebralis | Zwischenwirbelscheiben (Bandscheiben) |
| **inter**zellulär | zwischen den Zellen |
| **Inter**digitalmykose | Pilzerkrankung zwischen den Fingern |
| **Inter**feron | Stoff, der durch Wechselwirkung von Viren mit Zellen gebildet wird, hemmt die Zellvermehrung |
| **Inter**stitium | Zwischenraum zwischen Organen oder Körperteilen |

## Zusammen

Bereits im ersten Satz des letzten Kapitels haben Sie bei der Komposition die lateinische Vorsilbe „com" kennengelernt, der wir uns jetzt noch etwas genauer widmen wollen. Was wird nicht alles zusammen – so die Übersetzung von „con", „com" oder „co" – veranstaltet! Die **Kom**munikation, die **Ko**operation, der **Kom**promiss, aber auch **Kon**flikt, **Kon**frontation und **Kol**lision. Daneben gibt es die **Kon**föderation und den **Kol**legen, die **Kol**lekte und das **Kol**lektiv, die **Kom**bination und den **Kom**post.

**Wortbeispiele Medizin:**

| cum, co, con, col, com (lat.) | „zusammen" |
|---|---|
| **Ko**agulation | Gerinnung, Verklumpung |
| **Ko**enzym | Nichteiweißanteil eines Enzyms |

| | |
|---|---|
| **Koll**aps | Zusammenbruch, Zusammenfallen |
| **koll**ateral | auf der gleichen Seite, benachbart |
| **com**motio | Gehirnerschütterung |
| | (commovere – bewegen, schütteln) |
| **kom**patibel | verträglich |
| **Kom**presse | Umschlag |
| | (comprimere – zusammendrücken) |
| **Kon**densation | Verflüssigung eines Gases |
| | (vgl. densus – dicht) |
| **Kon**glomerat | Anhäufung |
| **Kon**junktiva | Bindehaut (coniunctio – Verbindung) |
| **Kon**krement | festes Gebilde, meist aus Salzen, |
| | z. B.: Gallen- oder Nierenstein |
| **Kon**striktion | Zusammenziehung |
| **Kon**tinenz | Enthaltsamkeit, Fähigkeit, etwas zurückzu-halten (z. B. Urin) |

Das griechische Äquivalent zu „con" ist „syn, sym, sy" mit der Bedeutung „zusammen, zugleich". Bei der **Sym**phonie oder der Sinfonie klingen alle Instrumente gemeinsam, beim **Sym**posion versammeln sich die Experten, bei der **Sym**biose gar kommt es zum Zusammenleben. Die **Sym**pathie kennen Sie schon, die **Sym**metrie weist auf das zusammenpassende, abgestimmte Maß hin.

### Wortbeispiele Medizin:
**sym, syn (gr.)**          „mit, zusammen"

| | |
|---|---|
| **Syn**apse | Berührungsstelle zwischen Nerv und Muskel oder zwei Nerven |
| **Syn**drom | Krankheitsbild, das aus verschiedenen charakteristischen Symptomen besteht |
| **Sy**stole | Zusammenziehen des Herzens |
| **Sy**mphyse | Schambeinfuge |

## Gut und schlecht

Wenn etwas im gesundheitlichen Bereich gut verläuft, wird die griechische Silbe „eu", die für die Bedeutungen „normal" oder „gut" steht, verwendet. Ein Beispiel dafür wäre die **Eu**tonie, eine Therapieform der Körperarbeit, die sich mit dem rechten Tonus, der rechten Spannung im Organismus befasst. Daneben die **Eu**phorie als Hochstimmung und die **Eu**thanasie, die sich mit dem leichten, schmerzlosen Tod beschäftigt. Im medizinischen wird als **eu**thyreote Struma eine Schilddrüsenvergrößerung bezeichnet, die die Funktion der Schilddrüse jedoch nicht beeinträchtigt.

Sehr viel mehr Begriffe weisen mit der Vorsilbe „Dys-" auf eine Störung hin, wie man dies ja auch eingedeutscht bei der **Dis**harmonie oder der **Dis**qualifikation sehen kann.

### Wortbeispiele Medizin:

| dys (gr.) | „Störung" |
|---|---|
| Dyspnoe | Atemnot |
| Dysmenorrhoe | schmerzhafte Menstruationsblutung |
| Dyspepsie | gestörte Verdauung |
| Dystrophie | Ernährungsstörung, auch eines Gewebes |
| Dyskrasie | fehlerhafte Mischung der Körpersäfte |
| Dyshidrosis | Störung der Schweißabsonderung |

Das wären einige der wichtigsten Präfixe. Weitere werden Sie im zweiten Teil im unmittelbaren medizinischen Zusammenhang kennenlernen.

# 4 Suffixe

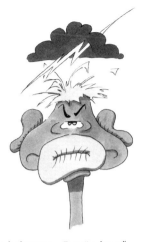

Nachdem wir mit den vielen Präfixen dem Bandwurm ganze dreiundzwanzig Köpfe abgeschlagen haben, ist nun der Schwanz des Ungetüms dran.

Nehmen wir als erstes Beispiel die bereits bekannte „Entzündung". Entzündungen können, wie Sie wissen, fast jedes Körperteil befallen. Um eine Entzündung zu bezeichnen, hängen Sie an den Wortstamm des betreffenden Organs die Endsilbe „-itis" an, beim Plural die Endsilbe „-itiden". Dass man hier allerdings nicht immer auf den meist lateinischen Wortstamm der anatomischen Bezeichnungen zurückgreifen kann, sondern mindestens genauso häufig der griechische Terminus verwendet wird, wissen Sie seit dem zweiten Kapitel. Aber keine Sorge, im zweiten Teil dieses Büchleins werden die einzelnen Organbereiche noch einmal der Reihe nach besprochen.

> **Merke:** Es gibt schwerwiegende Entzündungen, die mit einem bescheidenen -ia oder -ie aufhören, z. B. die Lungenentzündung, die Pneumonie.

## Wortbeispiele Medizin:

| -itis | „Bezeichnung für Entzündung" |
|---|---|
| Arthritis | E. des Gelenkes |
| Bronchitis | E. der Bronchien |
| Cholezystitis | E. der Gallenblase |
| Colitis | E. des Dickdarms |
| Enzephalitis | E. des Gehirns |
| Gastritis | E. des Magens |
| Gingivitis | E. des Zahnfleisches |
| Hepatitis | E. der Leber |
| Konjunktivitis | E. der Bindehaut |
| Laryngitis | E. des Kehlkopfes |
| Meningitis | E. der Gehirnhaut |
| Myokarditis | E. des Herzmuskels |
| Nephritis | E. der Nieren |
| Neuritis | E. des Nerven |
| Ostitis | E. des Knochens |
| Otitis | E. des Ohres |
| Pankreatitis | E. der Bauchspeicheldrüse |
| Pharyngitis | E. des Rachen |
| Prostatitis | E. der Prostata |
| Rhinitis | E. der Nasenschleimhaut, Schnupfen |
| Sinusitis | E. der Nasennebenhöhlen |
| Stomatitis | E. der Mundschleimhaut |
| Tonsillitis | E. der Mandeln |
| Tracheitis | E. der Luftröhre |
| Zystitis | E. der Harnblase |

Wenn das keine reiche Ausbeute ist! Wobei die erstgenannte entzündliche Erkrankung, die Arthritis, den Bogen zu einer Krankheitsbezeichnung schlägt, die mit der Endung -ose oder -osis eine Degeneration anzeigt.

## Wortbeispiele Medizin:

| -ose, -osis | „pathologischer Zustand, degenerative Erkrankung" |
|---|---|
| Arthrose | degenerativ-rheumatische Gelenkerkrankung |
| Dermatose | Hauterkrankung |
| Neurose | Erkrankung des Nervensystems |
| Nephrose | chronisch degenerative Nierenerkrankung |
| Nekrose | örtlicher Gewebstod |
| Thrombose | Verschluss eines Gefäßes durch ein Blutgerinnsel |
| Tuberkulose | „Schwindsucht" |

Aber aufgepasst: Das Suffix „-ose" gibt es auch noch bei anderen Begriffen. Weder bei der Osmose, der Glukose oder der Mitose handelt es sich um langsam fortschreitende Erkrankungen. Vielmehr kann die Endung -ose auch einen biologischen Prozess bezeichnen:

| Mitose | Zellteilung |
|---|---|
| Osmose | Diffusion des Wassers durch die Zellmembran |
| Phagozytose | durch Fresszellen (Phagozyten) bedingte Auflösung, außerdem Aufnahme von Feststoffen in die Zelle |

Für das Blutbild ist von Bedeutung, dass die Erhöhung bestimmter Blutzellen mit dem Suffix „-ose" ausgedrückt wird:

| Leukozytose | Erhöhung der weißen Blutkörperchen |
|---|---|

Außerdem kann „-ose" auch eine Zuckerart bezeichnen.

| Fructose | Fruchtzucker |
|---|---|
| Lactose | Milchzucker |
| Galactose | Bestandteil des Milchzuckers |

| Glucose    | Traubenzucker                    |
|------------|----------------------------------|
| Saccharose | Rohrzucker                       |
| Hexose     | Einfachzucker mit sechs Ringen   |
| Pentose    | Einfachzucker mit fünf Ringen    |

Eine weitere, häufige Endung für Erkrankungen ist -om. Begriffe, die mit dem Suffix -om enden, haben stets etwas mit einer Anschwellung, einer Geschwulst zu tun.

**Wortbeispiele Medizin:**

| -om | „Anschwellung, Geschwulst" |
|-----|----------------------------|
| Hämatom    | Bluterguss                            |
| Hämangiom  | Blutschwamm                           |
| Sarkom     | bösartiger Tumor                      |
| Fibrom     | gutartiger Tumor von Fasergewebe      |
| Melanom    | Tumor der pigmentbildenden Zellen     |
| Karzinom   | bösartiger Tumor                      |

Wie Sie sehen ist es nicht so ganz einfach, gutartige und bösartige Tumoren auseinanderzuhalten. Deshalb werden in dem Kapitel zur Onkologie die einzelnen Tumorarten noch einmal genau übersetzt.

Andere Endungen für Erkrankungen sind: -iasis (Cholelith**iasis**, Psor**iasis**), -ago (Lumb**ago**), -igo (Vert**igo**, Impet**igo**) und -ismus (Alkohol**ismus**, Albin**ismus**).

Damit wäre das Thema Präfixe und Suffixe, wenn auch nicht erschöpfend, aber doch in wesentlichen Punkten, fast abgehandelt. Fehlt nur noch eine ganz spezielle Gruppe der Vor- und Nachsilben: die Zahlworte.

# **5** *Eins, zwei, drei*
## *– von Mononukleose und Trisomie*

Auch in der medizinischen Terminologie wird gezählt. Und zwar griechisch und lateinisch, wild durcheinander.

## *Halb und halb*

Hemi- und Semi- sind die griechischen und lateinischen Silben für „halb" – wie man sie in der nördlichen **Hemis**phäre kennt, der **semi**permeablen, also halbdurchlässigen Membran und der halbmondförmigen Herzklappe, die auch als **Semi**lunarklappe bezeichnet wird. Die **Hemi**plegie ist die halbseitige Lähmung, die **Hemi**kranie der vor allem bei Migräne auftretende, halbseitige Kopfschmerz.

## *Eins, erster*

Für alles, was sich um das Eine dreht, gibt es mehrere Ausdrücke. Un-, Uno, Uni- von „unus (lat.) – einer, eine" kann als „einzig" übersetzt werden und wird z.B. bei der **uni**polaren Nervenzelle verwendet. „Haplo-" (gr.) meint demgegenüber „einfach" als Gegenteil von „diplo- (gr.) – mehrfach", beispielsweise im **haplo**iden Chromosomensatz der Geschlechtszellen im Vergleich zu dem **diplo**iden Satz der Körperzellen.

Proto, ebenfalls griechischer Herkunft, bedeutet „erster", wie dies in dem Begriff **Proto**typ deutlich wird, aber auch bei den **Proto**zoen (den einzelligen Urtierchen und Amöben) und dem **Proto**plasma. Auch das **Prot**ein stammt von diesem Begriff ab, handelt es sich doch nach griechischer Vorstellung bei dieser Substanzklasse um das „Erst-Gebildete". Das lateinische Pendant ist „prim-", und so heißt die Erstgebärende **Prim**ipara, die chronisch verlaufende rheumatoide Arthritis wird auch als als **primär** chronische Polyarthritis bezeichnet.

## Zwei, drei und vier

Zwei, bzw. doppelt, heißt „di-" oder „diplo-" (gr.) wie beim Zweifachzucker (Disaccharid), ebenso „duo-", „dupl-" (Reduplikation) oder auch „bi-", was man nicht nur von **bi**lateralen Geschäften oder **bi**sexuellen Beziehungen kennt, sondern auch vom **Bi**zepsmuskel, der zwei große Muskelstränge hat. Dagegen hat sein Gegenspieler, der **Tri**zeps, drei Muskelstränge aufzuweisen. „Sekund-" (lat.) verweist auf den oder die „Zweite", bedeutsam vor allem in dem häufig verwendeten Begriff „Sekundärinfektion".

„Tri-" (lat., gr.) heißt „drei", „terti-" (lat.) verweist auf „tertia, tertium – der oder die Dritte". Den **Tri**zepsmuskel kennen Sie schon, den **Tri**geminusnerv mit seinen drei Nervenästen im Gesicht vielleicht ebenfalls wegen der außergewöhnlich schmerzhaften **Tri**geminusneuralgien. Bei der **Tri**somie 21 (Morbus Down, Down-Syndrom) kommt es durch eine fehlerhafte Zellteilung zu einem dreifachen Vorhandensein des 21. Chromosoms. Auch ein anderes Krankheitsbild hat die „drei" in seinem Namen: Bei der Malaria **terti**ana kommt es zu Fieberschüben in dreitägigen Abständen.

Der Quartalssäufer wie auch die Malaria **quart**ana erinnern an „quart-
(lat.) – vierter", der Musculus **quadr**iceps und der Musculus **quadr**atus
an „quadr- (lat.) vier".

## *Fünf bis vierzig*

Lohnend ist die Kenntnis der griechischen Zahlwörter für die Bezeichnung von Zuckermolekülen, lässt sich doch aus ihrem Namen ableiten,
dass **Pent**osen 5 Ringe, **Hex**osen aber 6 Ringe haben. Für wen dies
von untergeordneter Bedeutung ist, der sollte sich die Begriffe
dennoch wegen der geometrischen Körper mit 5 Ecken (**Penta**eder)
und 6 Ecken (**Hexa**eder) merken. Die „zwölf" schließlich versteckt sich
lateinisch wie deutsch im **duoden**um oder Zwölffingerdarm. Und die
**Quarant**äne dauert, dem Namen nach, vierzig Tage.

## *Viele und mehr*

„Viele" – auf lateinisch „multi", auf griechisch „poly" – findet sich nicht
nur in der **Multi**plen Sklerose, dass heißt also in einer degenerativen
Erkrankung (-ose), die sich durch eine Verhärtung auszeichnet (skleros
– vgl. Arteriosklerose) und an vielen Stellen auftritt (multiple).
(Gemeint ist damit die Vernarbung der Markscheiden um die Nerven-
bahnen.) Auch wenn Sie auf einem Befund lesen, dass es sich um ein
**multi**faktorielles Geschehen handelt, bedeutet dies, dass es eine
Menge Faktoren gibt, die die Erkrankung verursachen oder begünsti-
gen. „multiple" wird immer verwendet, wenn Phänomene gehäuft auftreten, so z. B. **multi**ple Brandwunden, **multi**ple Verletzungen etc.

Auch der Begriff Poly- ist in wichtigen Krankheitsbildern enthalten, so z. B. in dem Begriff **Poly**neuropathien. Wörtlich übersetzt handelt es sich hierbei um „vielfache Nervenleiden". Gemeint sind damit Nervenstörungen, die – gerade als periphere **Poly**neuropathien – bei Diabetes, Arteriosklerose und der „Schaufensterkrankheit" (Claudicatio intermittens) auftreten und Kribbeln, Einschlafen, Empfindungsstörungen v.a. der Füße beschreiben. Der primär chronischen **Poly**arthritis, der Entzündung zahlreicher Gelenke, sind Sie bereits begegnet, vielleicht aber noch nicht der **Poly**neuritis, d.h. auf größere Bereiche des peripheren Nervensystems ausgedehnte Nervenentzündungen. **Poly**urie ist die krankhaft vermehrte Harnausscheidung. **Poly**morph heißt vielgestaltig, **Poly**peptide sind aus 10–100 Aminosäuren aufgebaute Moleküle, **Poly**saccharide sind Mehrfachzucker.

# **6** *Substantive*

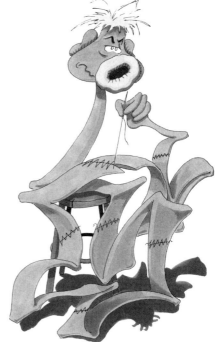

Kopf und Schwanz des Bandwurms sind mit Prä- und Suffixen abgeschlagen. Ist Latein nicht doch ganz einfach?

Dann können wir uns ja, was für die medizinische Terminologie unumgänglich ist, der lateinischen Grammatik zuwenden.

## *Geschlecht – Genus*

Substantive treten in drei grammatikalischen Geschlechtern auf. Sie sind männlich (maskulin – von lat. „mas – der Mann"), weiblich (feminin – von lat. „femina – die Frau") und sächlich (neutral, von „neuter, neutra, neutrum" ursprünglich „keiner von beiden", auch: gleichgültig, indifferent). Übrigens: Die „neutrophilen" Granulozyten, eine bestimmte Gruppe von weißen Blutzellen, haben ihren Namen daher, dass sie sich bei bestimmten Färbemethoden indifferent verhalten und nicht anfärben lassen.

## Anzahl – Numerus

Neben den Geschlechtern unterscheidet man zwischen Einzahl (Singular – von lat. „singulus, a, um – einzeln") und Mehrzahl (Plural, von lat. „Plures – mehr, mehrere, viele, zahlreiche").

## Fall – Kasus

Substantive werden dekliniert, d. h. durch im Deutschen vier, im Lateinischen sechs verschiedene Fälle gejagt. Zum Nominativ, Genitiv, Dativ und Akkusativ kommen im Lateinischen noch Ablativ und Vokativ hinzu. Sinn der Sache ist, Substantive klar im Satzzusammenhang einzuordnen. Da Sie sich jedoch mit Ihrem Anatomieprofessor nicht auf Lateinisch unterhalten müssen, sollten Sie lediglich wissen, dass in der medizinischen Fachsprache vor allem der erste und der zweite Fall im Singular und im Plural von Bedeutung sind.

| | |
|---|---|
| 1. Fall: Wer oder was? | **Nominativ** (von „nomen – Namen", welchen Namen trägt der, die oder das?) |
| 2. Fall: Wessen? | **Genitiv** (von „genus – Geschlecht, Ursprung", welchen Ursprungs ist etwas?) |

Woran erkennt man nun Geschlecht, Anzahl und Fall des Substantives? Das ist im Deutschen und im Lateinischen unterschiedlich. Im Deutschen tun wir das vor allem mit Hilfe der bestimmten (der, die, das, des, den, dem, der...) und unbestimmten (ein, eine, einen, einer...) Artikel. Der alte Römer jedoch hat sich den Artikel gespart und arbeitet ausschließlich mit einer Fülle von Endungen, die an den Wortstamm angehängt werden.

Bei sechs Fällen und den verschiedensten Deklinationen gibt es über achtundvierzig Endungen, die Ausnahmen nicht mitgerechnet. Wenn Sie die meisten dieser Endungen für den medizinischen Sprachgebrauch auch nicht benötigen – um einige kommen Sie nicht herum.

## a-Deklination – Feminina

Viele weibliche Substantive, wie die bereits erwähnten pupilla, mamma etc., enden im Nominativ Singular auf -a und werden folgendermaßen dekliniert:

| Nom.sg. | Gen.sg. | Nom.pl. | Gen.pl. |
|---------|---------|---------|---------|
| -a      | -ae     | -ae     | -arum   |

Beispiel: Arterie heißt arteria, Arterien heißen arteriae. Die Aorta ist die große, vom Herzen wegführende Schlagader. Nachdem die Gefäße zum Kopf abgehen, biegt sie in einem großen Bogen nach unten. Dieser Aortenbogen verwendet als „Bogen der Aorta" die Genitivform und heißt arcus aortae. Die Aortenklappe am Herzen entsprechend valva aortae.

In der anatomischen Terminologie sind weibliche Substantive aus der a-Deklination sehr häufig. Die bekanntesten unter ihnen sind die Aorta, die Plazenta, die Prostata, die Vagina. Andere Beispiele: ampulla (Ampulle am Darmausgang), arteriola (kleine Arterie, Arteriole,

Verkleinerungsform) capsula (Kapsel), cellula (Zelle), clavicula (Schlüsselbein), conjunctiva (Bindehaut), fenestra, (das Fenster, die fensterartige Öffnung zwischen Mittel- und Innenohr), gingiva (Zahnfleisch), glandula (Drüse, wieder mal eine Verkleinerungsform von glans – Eichel), junctura (junction – engl. Kreuzung, im Lateinischen die Verbindung von Knochen), planta (Fußsohle), porta (Pforte, z. B. in porta hepatis, die Leberpforte), scala (nicht nur die Mailänder Scala oder „Treppe", sondern auch eine Spirale im Innenohr), tunica (nicht nur ein großer Umhang, sondern auch eine bestimmte Gewebeschicht) oder vena (Vene).

Es gibt auch einige Erkrankungen, die hierher gehören, u. a. die Angina (wörtlich „Enge, Angstgefühl"), die Lepra (Aussatz), die Struma (Kropf), die Urticaria (Nesselsucht).

## o-Deklination – Maskulina

Der Circus ist nicht nur – wörtlich übersetzt – ein „Kreis" oder „Ring", sondern ein männliches Substantiv, das im Nominativ Singular auf -us endet. (Dass man hier von der o-Deklination spricht, liegt an den Endungen für die anderen Fälle und soll Sie nicht verwirren.)

| Nom.sg. | Gen.sg. | Nom.pl. | Gen.pl. |
|---------|---------|---------|---------|
| -us     | -i      | -i      | -orum   |

Der Muskel ist der musculus, die Muskel sind die musculi. Das Auge heißt oculus, der Augapfel entsprechend Bulbus oculi.

Auch den Meniscus und den Uterus werden Sie kennen, vielleicht aber nicht einige der anderen zu dieser Deklination gehörigen Substantive: alveolus (kleiner Hohlraum, Lungenbläschen), anus (After), bronchiolus (kleiner Bronchus), bronchus (Ast der Luftröhre), digitus (Finger, Zehe), discus (Scheibe nicht nur beim Discuswerfer, sondern auch z. B. die Bandscheiben zwischen den Wirbelsäulen), ductulus (kleiner Gang), nasus (Nase), nervus (Nerv), nodus (Knoten), oesophagus (Speiseröhre), ramus (Ast, Zweig).

Einige Krankheiten finden sich hier ebenfalls: der Icterus (Gelbsucht), der Ileus (Darmverschluss), der Lupus (Hauttuberkulose, „Wolf") und alle Krankheitsbezeichnungen, die das Substantiv „Morbus" enthalten (M. Crohn, M. Boeck, M. Basedow, M. Addison).

## u-Deklination – Maskulina

Leider gehören eine Reihe männlicher Substantive, die auf -us enden, einer anderen Deklination an (u-Deklination) und werden daher auch anders gebeugt (im Genitiv sg. und Nom. pl. mit -us, im Gen. pl. mit -uum). Einige Beispiele: arcus (Bogen), ductus (Gang), hiatus (Öffnung) oder sinus (Vertiefung, Nische) aus der anatomischen Terminologie; die Begriffe Abortus (Fehlgeburt), Abusus (Missbrauch), Coitus (Geschlechtsverkehr), Exitus (Ausgang, Tod), Pruritus (Hautjucken) oder Usus (Gebrauch) aus der Pathologie.

Und wieder gilt: Bitte nicht wundern, wenn die Endung unbekannt erscheint, und am Wortstamm orientieren!

## o-Deklination – Neutra

Zurück zur o-Deklination. Hier gibt es nämlich nicht nur männliche, sondern auch sächliche Substantive. Sie enden auf -um und werden folgendermaßen dekliniert:

| Nom.sg. | Gen.sg. | Nom.pl. | Gen.pl. |
|---------|---------|---------|---------|
| -um | -i | -a | -orum |

Einige anatomische Beispiele: acetabulum (Hüftgelenkspfanne, „Essigschälchen"), atrium (Vorhof des Herzens), brachium (Oberarm, denken Sie an die Brachialgewalt), cavum (die Höhle, wie die bereits bekannte Paukenhöhle cavum tympani), cerebellum (das kleine Gehirn oder Kleinhirn), cerebrum (Großhirn), cranium (Schädel, daher auch die Richtungsbezeichnung cranial), dorsum (Rücken, mit der Richtungsbezeichnung dorsal), duodenum (Erinnern Sie sich? Der Zwölffingerdarm), ileum (Krummdarm), jejunum (Leerdarm), labium (Lippe), palatum (Gaumen) septum (Scheidewand) oder sternum (Brustbein).

Im Hinblick auf Erkrankungen: bacterium, Delirium, Klimakterium, Panaritium (Nagelumlauf) und Sputum (Auswurf).

Tja, und dann gibt es noch einige, ursprünglich griechische sächliche Nomen, die auf -on enden, jedoch trotzdem zu dieser Deklination gehören. Als da wären: acromion („Schulterhöhe"), colon (Dickdarmabschnitt), encephalon (Gehirn), ganglion (Anhäufung von Nervenzellen), nephron (kleinste Funktionseinheit der Niere), neuron (Nervenzelle).

## e-Deklination – Femina

So ganz ist das Kapitel „Substantive" damit leider noch nicht abgehakt. Die eine oder andere Deklination gibt es noch, so z. B. die e-Deklination, deren weibliche Substantive auf -es enden, mit den Termini Caries (Karies, Zahnfäule), Rabies (Tollwut) und Scabies (Krätze).

## i- und/oder konsonantische Deklination

Die konsonantische und/oder i-Deklination dagegen ist in der Medizin von großer Bedeutung. Ihre Substantive können feminin, maskulin oder neutrum sein. Sie haben im Nominativ Singular unterschiedliche Endungen, im Genitiv Singular enden alle drei Geschlechter auf -is.

| Nom.sg. | Gen.sg. | Nom.pl. | Gen.pl. |
|---------|---------|---------|---------|
| verschieden | -is | -es (m,f),-ia (n) | (-i)um |

Den Wortstamm dieser Substantive finden Sie im Genitiv Singular.
Ein Beispiel: „Cortex" heißt „die Rinde", der Begriff wird bei allen arzneilichen Substanzen aus Rinden verwendet, z. B. bei Cortex Quercus (Eichenrinde), Cortex Salicis (Weidenrinde). Aber er dient auch der Bezeichnung der Nebennierenrinde, als Cortex adrenalis. Der Genitiv von Cortex ist corticis, der Wortstamm cortic-. Von diesem Wortstamm leitet sich z. B. das Cortison ab, ein mittlerweile auch synthetisch hergestelltes, aber ursprünglich in der Nebennierenrinde gebildetes entzündungshemmendes Gewebehormon. Ad-, das sollten Sie bereits erkennen, ist ein Präfix. Es heißt soviel wie „an, heran, nahe bei, zu, hin" und bezieht sich bei unserem Beispiel auf „ren – die Niere" (ebenfalls

ein Substantiv der konsonantischen Deklination). Das Adrenalin, das Ihnen, wenn Sie erschrecken, ins Blut schießt, ist damit das Hormon, das in der Nebennierenrinde produziert wird.

Die Endungen der gemischten Deklination können sehr unterschiedlich sein. Auch hier einige recht bekannte Beispiele: hepar (Leber), pancreas (Bauchspeicheldrüse), thorax (Brustkorb), lien (Milz), ren (Niere), articulatio (Gelenk), regio (Bereich, Abschnitt), cutis (Haut), penis (männliches Glied), testis (Hoden), clitoris (Kitzler), epidermis (obere Hautschicht), iris (Regenbogenhaut), appendix (Wurmfortsatz des Blinddarms), diaphragma (Zwerchfell), dens (Zahn), lens (Linse), larynx (Kehlkopf), pharynx (Rachen), tendo (Sehne), embryo, pulmo (Lunge), ureter (Harnleiter), mater („Mutter") oder hallux (große Zehe).

Noch ein kleiner Sonderhinweis für die konsonantische Deklination: Ob es sich um die Leber (hepar) und die Leberentzündung (hepatitis) handelt oder den Bauch (abdomen) und die Baucharterie (A. abdominalis) – wundern Sie sich nicht, wenn sich der Wortstamm im Genitiv oder auch als Adjektiv verändert.

## Das war's schon

Zum guten Schluss ein kleines Sprichwort: „repetitio est mater studiorum." Repetitio ist die „Wiederholung" und gehört ebenso wie „mater" (Mutter) zur konsonantischen Deklination. Auf deutsch: Die Wiederholung ist die Mutter der Studierenden. Auf gut deutsch: „Übung macht den Meister". Und deshalb geht es nahtlos mit den Adjektiven weiter, die genau dem gleichen Schema folgen.

# 7 *Adjektive*

Adjektive sind Eigenschaftsworte: Die interessante Lektüre; der knurrende Magen; das knusprige Hähnchen.

In der medizinischen Terminologie sind Adjektive ausgesprochen verbreitet. Fast jeder Knochen, jeder Muskel wird genauer erklärt – liegt er vorne oder hinten, oben oder unten, innen oder außen, ist er groß oder klein? Ist die Erkrankung allergisch oder infektiös, akut oder chronisch?

Für die Adjektive gilt im Lateinischen genau das Gleiche wie für die Substantive: Sie werden dekliniert. Und sie gehören ebenfalls genau den Deklinationen an, mit genau den beschriebenen Endungen, die Sie bereits aus dem letzten Kapitel kennen.

Allerdings gibt es hier einen kleinen Unterschied zwischen Substantiv und Adjektiv. Während das Substantiv von sich aus einem bestimmten grammatikalischen Geschlecht angehört, verfügt das Adjektiv über einen quasi jungfräulichen Wortstamm. Die Endung richtet sich in Geschlecht, Anzahl und Fall nach dem Substantiv, auf das sich das Adjektiv bezieht. Ein Beispiel: Die Arterie – arteria. Die Herzkranzarterie – arteria coronaria. Die linke Herzkranzarterie – arteria coronaria sinistra. Die Herzkranzgefäße – arteriae coronariae. Und so weiter.

Aber Achtung: Das gewählte Beispiel könnte dazu verleiten anzunehmen, dass man immer die gleiche Endung anfügt. So leicht kann man es sich dann doch nicht machen. Denn auch die Adjektive gehören von vornherein zu bestimmten Deklinationen. Gehen wir diese daher noch einmal in Ruhe durch.

## a-Deklination und o-Deklination

Adjektive der a- und o-Deklination haben oft einen gemeinsamen Wortstamm, an den sich bei weiblichen Substantiven die Endung -a anfügt, bei männlichen Substantiven die Endung -us, bei sächlichen Substantiven die Endung -um.

Zur a- und o-Deklination gehören beispielsweise folgende Adjektive, die Sie sich für die Anatomie merken sollten:

| | |
|---|---|
| albus, a, um | weiß, hell |
| durus, a, um | hart |
| externus, a, um | außen liegend |
| flavus, a, um | gelb, blond |
| intermedius, a, um | in der Mitte (zwischen zwei anderen) liegend |
| internus, a, um | innen liegend |
| intimus, a, um | der, die, das Innerste |
| latus, a, um | breit |
| luteus, a, um | gelb |
| lymphaticus, a, um | Lymphe führend |
| magnus, a, um | groß |
| maximus, a, um | der größte, sehr groß |
| medianus, a, um | in der Mitte liegend, in der Medianebene befindlich |
| medius, a, um | der mittlere |
| minimus, a, um | der kleinste, sehr klein |

| mucosus, a, um | schleimig |
| obliquus, a, um | schräg verlaufend |
| parvus, a, um | klein |
| profundus, a, um | tief liegend |
| rectus, a, um | gerade verlaufend |
| rotundus, a, um | rund |
| serosus, a, um | serös, Serum absondernd |
| spinosus, a, um | dornartig, stachelig |
| transversus, a, um | quer verlaufend |
| vagus, a, um | umherschweifend |

Neben dieser langen Liste sollte noch eine kleine Besonderheit der Anatomie erwähnt werden. Zugehörigkeiten werden dadurch ausgedrückt, dass ein ursprüngliches Substantiv – z. B. die Bauchspeicheldrüse, das Pankreas – zu einem Adjektiv gemacht wird. Das geschieht in unserem Fall durch die Endung „-icus". „pancreaticus" heißt soviel wie „zum Pankreas gehörig" und wird beispielsweise beim ductus pancreaticus, beim Gang zwischen Bauchspeicheldrüse und Darm, angewendet. Der ductus hepaticus ist entsprechend der Gang zur Leber.

Diese Endungen, die aus einem Substantiv ein Adjektiv machen, können ganz unterschiedlich aussehen, gehören aber alle zur a- oder o-Deklination:

❑ -acus, -aca, -acum ist die eine Möglichkeit, z. B. beim plexus cardiacus, dem „Geflecht am Mageneingang"

❑ -eus, -ea, -eum (Arteria meningea, die Arterie der Gehirnhaut)
❑ daneben -icus, -ica, -icum (Ductus pancreaticus), -inus, -ina, -inum (Arteria uterina – Arterie der Gebärmutter), -ius, -ia, -ium oder auch -osus, -osa, -osum.

> **Merke:** Wenn Ihnen der Wortstamm eines Adjektives bekannt vorkommt, lassen Sie sich bloß nicht durch ungewohnte Endungen irritieren.

In der Pathologie werden folgende Adjektive aus der a- und o-Deklination oft gebraucht:

| | |
|---|---|
| acuta | akut, wörtlich: „spitz, scharf, scharfsinnig, treffend, heftig" |
| chronica | langsam verlaufend, sich langsam entwickelnd, von chronos (gr.) – Zeit |
| allergica | allergisch, von allos (gr.) – das andere und ergon (gr.) – die Tätigkeit |
| ulcerosa | geschwürig, von ulcus (lat.) – Geschwür |

Keine Regel ohne Ausnahme: Die a- und o-Deklination verfügt im anatomischen Vokabular über einige Adjektive, die zwar im weiblichen Geschlecht ganz brav auf -a enden und im sächlichen auf -um, im männlichen Geschlecht jedoch auf -er:

| | |
|---|---|
| dexter, dextra, dextrum | der, die, das rechte |
| sinister, sinistra, sinistrum | der, die, das linke |
| sacer | heilig (in Os sacrum – dem Kreuzbein oder besser heiligen Knochen…) |
| ruber | rot |
| niger | schwarz |

## Konsonantische und i-Deklination

Auch in der konsonantischen und/oder i-Deklination gibt es eine Reihe Adjektive, die häufig gebraucht werden. Sie lassen sich in vier Gruppen einteilen:

Die erste Gruppe der Adjektive endet auf -ior (m, f) oder -ius (n):

| | |
|---|---|
| anterior, -ius | der, die, das vordere |
| posterior, -ius | der, die, das hintere |
| superior, -ius | der, die, das obere |
| inferior, -ius | der, die, das untere |

Die zweite Gruppe endet auf -is (m, f) oder auf -e (n):

| | |
|---|---|
| medialis, -e | zur Mitte liegend |
| lateralis, -e | seitlich liegend |
| proximalis, -e | rumpfnah (an Extremitäten) |
| distalis,-e | rumpffern (an Extremitäten) |
| brevis | kurz |
| longitudinalis | längs verlaufend |

Daneben stoßen wir auf viele Eigenschaftsworte, die ebenfalls ursprünglich von einem Substantiv stammen und auch hier eine Zugehörigkeit, eine Richtung oder einen Ort angeben, z. B.:

| | |
|---|---|
| ventralis | am Bauch, Magen, also vorn liegend |
| dorsalis | am Rücken, also hinten liegend |
| cranialis | am Kopf, also oben liegend |
| caudalis | am Schwanz, also unten liegend |
| superficialis | an der Oberfläche liegend |

| cerebralis | zum Großhirn gehörig |
| cerebellaris | zum Kleinhirn gehörig |
| facialis | zum Gesicht gehörig |
| sacralis | zum Kreuzbein gehörig |
| inguinalis | zur Leistengegend gehörig |
| femoralis | zum Oberschenkel gehörig |

In der vierten Gruppe schließlich sind eigentlich gar keine Adjektive im engeren Sinne, sondern bestimmte Verbformen enthalten (Partizip Präsens). Beispiele im Deutschen: Die laufende Nase, der brennende Schmerz. Im Lateinischen wird durch diese Termini insbesondere beschrieben, wo, wohin und wo entlang ein ganz bestimmter Muskel oder Nerv, eine Arterie oder ein Gang verläuft. So haben wir hier afferens (heranführend), efferens (herausführend), deferens (abwärtsführend), ascendens (aufsteigend), descendens (absteigend), perforans (hindurchdringend) und recurrens (zurücklaufend).

## Kombination

Das Grundprinzip dürfte damit klar sein: Man verbindet ein Substantiv und ein Adjektiv, indem das Adjektiv in seiner Endung in Geschlecht, Anzahl und grammatikalischem Fall dem Substantiv angeglichen wird.

Dabei gibt es noch einen kleinen Stolperstein: Substantive und Adjektive können aus verschiedenen Deklinationen stammen. Schauen wir uns daher einige Beispiele aus der medizinischen Terminologie an, bei der Adjektive und Substantive zunächst gleich, im 3., 4. und 5. Beispiel aber verschieden dekliniert werden.

*Beispiel 1: Substantiv und Adjektiv aus a-Deklination*

- ❏ vena hepatica (Lebervene)
- ❏ vesica urinaria (Harnblase)
- ❏ struma nodosa (knotige Struma)
- ❏ medulla oblongata (verlängertes (Rücken-)mark)

*Beispiel 2: Substantiv und Adjektiv aus o-Deklination*

- ❏ musculus trapezius (Trapez- oder „Kapuzenmuskel")
- ❏ musculus obliquus externus (äußerer schräger (Bauch-)muskel)
- ❏ palatum durum (harter Gaumen)
- ❏ colon transversum (querverlaufender Dickdarm)

*Beispiel 3: Substantive und Adjektive aus i- oder konsonantischer Deklination*

- ❏ appendix (f) vermiformis (der wurmförmige Anhang, „Blinddarm")
- ❏ arthrosis deformans („deformierende" Gelenkerkrankung)

*Beispiel 4: Substantive und Adjektive aus verschiedenen Deklinationen*

- ❏ gastritis ulcerosa (geschwürige Magenschleimhautentzündung)
- ❏ delirium tremens („zitterndes" Delirium)
- ❏ musculus rectus abdominis (gerade Bauchmuskeln)

*Beispiel 5: Substantive und Adjektive aus verschiedenen Deklinationen + Genitiv*

- ❏ musculus levator labii superioris (Oberlippenheber)
- ❏ musculus levator labii superioris alaeque nasi (Oberlippen- und Nasenflügelheber)

## *Herzlichen Glückwunsch!*

Den ersten Teil dieses Buches und damit die Wortlehre und Grammatik haben Sie hinter sich gebracht. Weiter geht es mit dem menschlichen Organismus von Kopf bis Fuß und den wichtigsten Begriffen für die Praxis.

Ad rem – zur Sache!

# Teil II

Der menschliche Körper

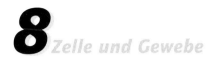

# 8 Zelle und Gewebe

Mit den Grundlagen der ersten Kapitel sind Sie in der Lage, die wichtigsten Begriffe aus Anatomie, Physiologie und Pathologie zu verstehen und z.T. auch zu übersetzen. Los geht es mit der Zelle und dem Gewebe, der Lehre (logos) der Zelle (zyt-) und des Gewebes (hist-). Kurz: der Zytologie und der Histologie.

„Zyt-" bedeutet „Zelle" und geht auf das griechische „kytos – die Höhlung" zurück. Somit kennen Sie schon eine ganze Reihe von Zelltypen:

| | |
|---|---|
| Osteozyten | Knochenzellen |
| Lymphozyten | Lymphzellen |
| Erythrozyten | rote Blutkörperchen |
| Leukozyten | weiße Blutkörperchen |
| Thrombozyten | Blutplättchen |
| Chondrozyten | Knorpelzellen |
| Fibrozyten | Faser-, Bindegewebszellen |

Das unscheinbare -o- ist einer der so genannten Bindevokale, die dafür sorgen, dass einem die Begriffe locker über die Lippen gehen.

## Zur Zelle selbst

Die vielen Zellorganellen, die sich im Zell- oder Zytoplasma befinden, wollen wir mit Ausnahme von zwei, drei Beispielen nicht alle einzeln sprachgeschichtlich zurückverfolgen.

Zunächst die für die Energiegewinnung zuständigen „Kraftwerke der Zelle", die Mitochondrien. Chondros, das hatten wir gerade, bedeutet Knorpel, aber auch Korn. Offenbar sahen für den Namensgeber die Mitochondrien unter dem Mikroskop aus wie „Körner" (chondros) an einem „Faden" (mitos) – was eine wunderbare Überleitung zur Zellteilung, der Mitose, bietet, ist doch auch hier der Begriff „mitos" enthalten. Diesmal wahrscheinlich, weil sich die Chromosomen für die Zellteilung aus einem einzigen Knäuel in fadenartige Einzelstrukturen verkürzen.

Apropos Chromosomen. Dass „Soma" Körper bedeutet, können Sie von den „psychosomatischen" Erkrankungen ableiten. Die Chromosomen sind die anfärbbaren Träger der Erbanlagen („chroma – die Farbe"), die Ribo**som**en dagegen kleine Körperchen im Zellplasma, die aus Ribonukleinsäure bestehen. Und die Lyso**som**en schließlich, ebenfalls Zellorganellen, sind in der Lage, überflüssiges Material in der Zelle aufzulösen (lyein (gr.) – lösen). Dies sollten Sie sich auch für andere Bereiche merken, beispielsweise bei der Hämo**lyse** (Auflösung von Blut), der Lipo**lyse** (Auflösung von Fett) oder im Hinblick auf spasmo**lyti**sche, also krampflösende Hustenmittel (spasmus – Krampf).

## Zum Gewebe

Einige Zelltypen haben Sie schon kennengelernt. Schauen wir uns das Gewebe dieser Zellen genauer an, d.h. den Verband gleichartig gebauter Zellen.

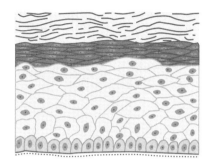

### Epithelgewebe

Das Epithelium ist die oberste Zellschicht, von „epi – auf, bei" und „thele" – ursprünglich „Mutterbrust, Brustwarze", später „Hautpapille". Es bezeichnet das Deckgewebe äußerer und innerer Oberflächen. Kleidet es allerdings Herz-, Blut- und Lymphgefäße aus, spricht man von Endothel.

### Drüsengewebe

Glandula heißt die Drüse. Unterschieden wird hier zwischen exokrinen Drüsen (**exo** – außen, **krin**ein (gr.) – scheiden) und endokrinen Drüsen, zwischen serösen Drüsen und mukösen Drüsen. Das Sekret von serösen Drüsen ist dünnflüssig, das von mukösen Drüsen dickflüssig (mucus – Schleim).

### Bindegewebe

Dies wird u.a. durch die Silbe „Fibr-" bezeichnet (fibra (lat.) – Faser), so bei den Zellen des Bindegewebes (**Fibro**zyten) oder dem **Fibr**om, einer gutartigen Bindegewebsgeschwulst.

#### Fettgewebe

Fett heißt auf griechisch „Lipos". **Lip**ide sind Fette, die dann durch die als **Lip**asen bezeichneten Enzyme abgebaut werden. Das **Lip**om ist eine Geschwulst aus Fettgewebe. Unter einer Hyper**lip**idämie sind zu hohe Blutfette zu verstehen.

## Knorpel und Knochen

Den Begriff „chondros", mit der Bedeutung „Korn" oder „Knorpel", kennen Sie schon von den Mitochondrien, er wird jedoch auch in Bezug auf den Knorpel unseres Bewegungsapparates verwendet.

„Os" (lat.) ist der „Knochen", entsprechend die **Os**sifikation die Verknöcherung, die Knochenhaut das Peri**ost**, die Knocheninnenhaut das End**ost**. Die knochenbildenden Zellen sind die **Os**teoblasten, die knochenabbauenden Zellen die **Os**teoklasten.

## Muskulatur

„My-" stammt vom griech. „myelos – der Muskel", dem Pendant zum lateinischen „Mäuschen" (musculus). Und so sind die **My**ofibrillen die feinen Muskelfäserchen, ist der Herzmuskel das **My**okard, werden Muskelerkrankungen als **My**opathien, Muskelschmerzen als **My**algien bezeichnet, ist das **My**om eine Geschwulst des Muskelgewebes.

## Nervengewebe

Der Nerv heißt auf lateinisch „nervus". Und als nervus, bzw. nervi werden die meisten Nerven in der Anatomie beschrieben. Auf griechisch ist die Bezeichnung „neuron", von der sich die Begriffe **Neur**itis (Nervenentzündung), **Neur**ose (Nervenerkrankung), **Neur**algie (Nervenschmerzen) ableiten.


## Blut und Lymphe

„Haem(at)", von gr. „haima, haimatos", bedeutet das Blut. Entsprechend ist die **Hämat**ologie die Lehre vom Blut, das **Hämat**om die Blut-„Schwellung", also der Bluterguss, das **Hämo**globin ein Bluteiweiß.

Der Begriff „Lymphe" stammt vom lateinischen „lympha – das Wasser". In der Literatur wird jedoch auch die griechische Nymphe, die Quellnymphe, angegeben. Im Organismus handelt es sich um eine klare Flüssigkeit, die aus dem Blutplasma entsteht und von den Geweben durch Lymphknoten und -gefäße in den Blutkreislauf fließt.


## Lieben und Hassen

Was eine Zelle oder eine Substanz liebt oder ablehnt, zeigt sich in den Suffixen „-phil" und „-phob". Im Medizinischen spricht man von lipo**phil** („fettliebend", fettlöslich) und lipo**phob** (fettabweisend), hydro**phil** (wasserlöslich) und hydro**phob** (wasserunlöslich). Der Hämo**phil**e ist der Bluterkranke, der – wörtlich übersetzt – „zum Bluten neigt".

Diese Wortteile gibt es übrigens auch im Umgangssprachlichen: So liebt der Biblio**phil**e die Bücher, der Franko**phil**e die französische Kultur, der **Phil**osoph ist ein Freund der Weisheit und der **Phil**ologe liebt vor allem das Wort. Der **Phil**antroph ist der Menschenfreund, in der **Phil**harmonie wird die Liebe zur Musik und zur Harmonie gefeiert. Der Pädo**phil**e ist der Kinderschänder. Wer krankhafte Ängste hat, leidet unter einer **Phob**ie, beispielsweise in engen Räumen (Klaustro**phob**ie) oder weiten Räumen (Agora**phob**ie). Und hydro**phob**e, also wasserscheue Menschen soll es ja auch geben.

# 9 *Bewegungsapparat*

Viele Knochen brauchen viele Namen. Und viele Namen brauchen viel Phantasie. An dieser hat es den Anatomen der Antike offenbar nicht gemangelt. Einige Kostproben: Die winzigen Knöchelchen im Ohr werden als „Hammer" (malleus), „Amboss" (incus) und „Steigbügel" (stapes) bezeichnet. Aber auch im restlichen Skelett ist so manches zu finden: Der Knochen am oberen Ende des Brustbeines heißt Handgriff oder „manubrium", die Hüftgelenkspfanne wurde wie bereits beschrieben als „Essigschälchen" (acetabulum) bezeichnet, das Kreuzbein als „heiliger Knochen" oder „os sacrum".

Oft ist durchaus eine gewisse Ähnlichkeit zu erkennen. Manchmal aber weiß man mit den anatomischen Begriffen kaum noch etwas anzufangen. Nehmen wir das Schlüsselbein. Wieder einmal handelt es sich bei dem Begriff „clavicula" um eine Verkleinerungsform von „clavis (lat.) – der Schlüssel". Von einem Schlüsselchen aber kann ja wohl bei dem ordentlich großen Knochen nicht die Rede sein, zumindest nicht, wenn man an die winzigen Metallinstrumente von heute denkt. Dies war jedoch früher anders. Denn damals waren Schlüssel große krumme Haken, mit denen man den Riegel einer Tür hochheben konnte.

**Zur Wiederholung:**

| deutsch | Anatomie | Erkrankungen |
|---------|----------|--------------|
| Knochen | os | osteo- |
| Mark | medulla | myel- |
| Knorpel | cartilago | chondr- |
| Muskel | musculus | my- |

Hinzu kommt das Gelenk, in der Anatomie als „articulatio" bezeichnet (womit Sie sich in Zukunft besser artikulieren können...), bei Krankheiten mit dem Wortstamm „arthr-" vom griechischen „arthron – das Gelenk". Die Sehne heißt „tendo" (von tendere – spannen, tendo – ich spanne), die Sehnenscheide „vagina tendinis". Das Band heißt auf lateinisch „ligamentum", der griechische Wortstamm wäre „desm-". Die Wirbelsäule ist im klinischen Wortschatz die spina, in der Anatomie die „columna (Säule) vertebralis". Der Wirbel heißt entsprechend „vertebra", in der Klinik wird der Begriff „spondyl-" verwendet. Die Zwischenwirbelscheibe schließlich ist der „discus intervertebralis" – die „Scheibe zwischen den Wirbeln."
Mit diesen Begriffen lassen sich schon eine Reihe von Erkrankungen übersetzen. Was ist zum Beispiel (dem Namen nach) ein/e

- ❏ Spondylose (Spondylosis deformans)? Eine degenerative Erkrankung der Wirbelkörper
- ❏ Osteochondrosis intervertebralis? Eine degenerative Erkrankung der Zwischenwirbelscheiben mit Beteiligung des Knochens
- ❏ Osteochondrosis deformans juvenilis? Eine degenerative Erkrankung von Knochen und Knorpel, die vor allem bei Jugendlichen (juvenilis) auftritt. Man spricht hier auch vom Morbus Scheuermann
- ❏ Tendovaginitis? Eine Sehnenscheidenentzündung
- ❏ Bursitis? Eine Schleimbeutelentzündung

Gar nicht so schwierig, oder?

# 10 Nervensystem

Das Nervensystem wird der Lage nach in das zentrale und das periphere Nervensystem unterteilt: Das zentrale Nervensystem (centrum –
der Mittelpunkt, der innerste Bezirk) besteht aus dem Gehirn und dem
Rückenmark, das periphere, also am Rande befindliche Nervensystem
(peri – um, herum) aus den 12 Hirnnervenpaaren und den 31 Spinal-
nervenpaaren.

## ZNS (zentrales Nervensystem)

Das Gehirn wird als
„Encephalon" (en – in,
kephale – Kopf) be-
zeichnet. Es besteht
aus dem Großhirn
(Cerebrum) und dem
Kleinhirn (Cerebel-
lum – Sie erkennen
die Verkleinerungs-

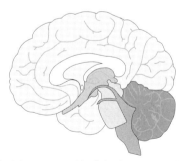

form). Wobei „Cerebrum" nicht nur „Gehirn" bedeutet, sondern ursprünglich auch „Verstand" und „Hitzköpfigkeit". Der Fachbegriff für
das Mittelhirn heißt „Mesencephalon", das Zwischenhirn entsprechend

„Diencephalon". Die „Brücke" (Pons) liegt unterhalb des Kleinhirns und leitet zum „verlängerten Mark" (Medulla oblongata) über, welches dann in die „Medulla spinalis", das Rückenmark übergeht. „Spina" heißt Dorn und so werden eine Vielzahl von Begriffen, die etwas mit der „dornigen" Wirbelsäule zu tun haben, von „spina" abgeleitet, z.B. Spinalkanal, Spinalfortsätze etc.

Im Gehirn selbst befinden sich als Verlängerung des Rückenmarkkanals vier Hohlräume, die Ventrikel (allerdings werden auch die Kammern des Herzens als Ventrikel bezeichnet). In den Gehirnventrikeln fließt eine klare Flüssigkeit, der „Liquor", besser: „Liquor cerebrospinalis". Dieser Liquor fließt ebenfalls außen um das empfindliche Mark.

Als Schutz des empfindlichen Marks und des Hirns dient, außer dem Flüssigkeitspuffer des Liquors, eine vierfache Schutzschicht. Zunächst hält die „barmherzige Mutter", die „pia mater" ihre Hand über unser bestes Stück (pia – weich, fromm, barmherzig). Dann schließt sich die so genannte „Spinnwebenhaut" an (Arachnoidea). Des Weiteren die „harte Mutter", die „dura mater" und schließlich, nicht zu vergessen, der Gehirnschädel, bzw. die Knochen der Wirbelsäule. In der griechischen Terminologie spricht man im Hinblick auf die Hirnhäute von den Meningen. Entsprechend ist eine Meningitis eine Gehirn- oder Rückenmarkhautentzündung, die bei einer Meningoenzephalitis auch das Gehirn selbst in Mitleidenschaft zieht.

Der Begriff „medulla" (Mark) wird in der Pathologie durch den griechischen Wortstamm „-myel" (myelos (gr.) – das Mark) ersetzt. Nehmen wir als Textbeispiel die Poliomyelitis epidemica. Im Volksmund wird diese Krankheit als Kinderlähmung bezeichnet. Wortwörtlich heißt sie jedoch: Die epidemische (epidemica) Entzündung (-itis) des grauen (polios) Marks, des Rückenmarks also.

Kommt die Langeweile über Sie? Dann sei auf einige Kuriositäten des Gehirns hingewiesen. Hier verbergen sich nämlich noch eine ganze Reihe phantastischer Vergleiche: Ein „aquaeductus" (Wasserleitung), eine „cisterna" (Zisterne, Behälter), neben den Kammern ein „Zelt" (Tectum) und eine ganze „Pyramide" (Pyramis). Und dann, tief im Gehirn, unter dem Balken von linker zu rechter Gehirnhälfte der so genannte „Sehhügel" oder „Thalamus" – wobei dieser versteckte Winkel vielleicht der Grund ist, den Namen thalamus zu wählen, der doch eigentlich „Brautgemach" heißt... Als Krönung all dessen, was sich in unseren grauen Zellen versteckt, schließlich der Hippocampus, das Seepferdchen, als Bezeichnung für eine dort befindliche längliche Vorwölbung. Da sage noch jemand, Anatomie sei langweilig!

## Peripheres Nervensystem

Im Hirnstamm liegen die Enden von zwölf Nervenpaaren, die vor allem den Kopf- und Halsbereich versorgen. Hier zwei Beispiele: Der fünfte Nerv ist der N. trigeminus oder Drillingsnerv mit den drei Ästen im Gesicht. Ihm haben wir u.a. unsere Zahnschmerzen zu verdanken. Er und zehn seiner Mitnerven befinden sich schön brav im Kopf. Bei dem zehnten Nerv, dem Nervus vagus, handelt es sich dagegen um einen rechten Vagabunden, der im gesamten Körper herumschweift (vagus (lat.) – umherschweifend).

## Spinalnerven

31 Nervenpaare treten zwischen den Wirbelkörpern aus. Sie werden als Spinalnerven (Nervi spinales) bezeichnet. Der bekannteste Spinalnerv ist der Ischiasnerv (N. ischiadicus), der bis in die Fußspitze verläuft. Wenn sich mehrere Spinalnerven vernetzen, treffen oder überlappen, kommt es zu einem Nervengeflecht. Dieses wird als „plexus" bezeichnet, z.B. bei dem Plexus solaris, dem Sonnengeflecht.

## Willkürliches und vegetatives Nervensystem

Neben der Einteilung in zentrales und peripheres Nervensystem gibt es eine zweite Einteilung des Nervensystems, die sich nicht nach dem Ort, sondern nach der Funktion der jeweiligen Nerven richtet. Das willkürliche oder animale Nervensystem wird hier dem unwillkürlichen Nervensystem gegenübergestellt. Das willkürliche Nervensystem unterliegt Ihrem freien Willen. Und „animal" hat hier weniger mit Tieren als vielmehr mit dem „animus – dem Geist, dem Bewusstsein" zu tun. Die Hauptzentralstellen des willkürlichen Nervensystems liegen im Gehirn und im Rückenmark.

Das unwillkürliche Nervensystem wird auch als autonomes Nervensystem bezeichnet. Kein Wunder – es ist autonom und macht was es will. Wie auch der Name sagt: „nach eigenen Gesetzen lebend." Eine dritte Bezeichnung ist „vegetatives Nervensystem". Der Begriff „vegetativ" weist auf die unserem Willen nicht unterworfenen Lebensvorgänge wie Atmung, Verdauung und Stoffwechsel hin.

Dem vegetativen Nervensystem wiederum sind unter anderem zwei große Schenkel untergeordnet: der Sympathikus und der Parasympathikus. Der Sympathikus (sym – mit, pathos – Empfinden) ist für die Auseinandersetzung mit der Umwelt zuständig, für Flucht oder Angriff. Konkret beschleunigt der Sympathikus Herz und Atmung, erhöht den Blutdruck, hemmt die Darmbewegung.

Der Parasympathikus, der sich sozusagen neben (para-) dem Sympathikus befindet, ist dagegen für Erholung, Verdauung, Energiespeicherung und Aufbau zuständig. Er verlangsamt Atmung und Herzschlag, senkt den Blutdruck und sorgt für eine gute Verdauung.

Warum Sie das alles wissen sollten? Zum Beispiel, um einen Begriff zu lernen, der heutzutage auf immer mehr Befunde zutrifft: die vegetative Dystonie. „Dys-" drückt eine Störung aus, „-tonie" geht auf den Begriff „tonus" zurück, der „Spannung" heißt. Bei der vegetativen Dystonie handelt es sich also um eine Störung, eine falsche Spannung, ein Ungleichgewicht zwischen sympathischem und parasympathischem Nervensystem, das für die verschiedensten Störungen, die keine organische Ursache erkennen lassen, verantwortlich ist. In der Regel wird das sympathische Nervensystem durch anhaltenden Stress überlastet – man spricht hier auch von Distress im Gegensatz zum „guten" Eustress – und es kommt zu Beschwerden.

## Entzündungen und Schmerzen

Neben der vegetativen Dystonie sind als wichtige Erkrankungen des Nervensystems die Entzündungen (Neuritiden, neuron – Nerv, -itis –

Entzündung), die Nervenschmerzen (Neuralgien, neuron – Nerv, -algie – Schmerz) und die Lähmungen zu nennen. Dabei lässt sich auch der Übeltäter genau benennen, beispielsweise bei der Trigeminusneuralgie oder der Ischialgie des N. ischiadicus.

## Empfindungsstörungen

Die Ästhetik ist seit Mitte des 18. Jahrhunderts die „Lehre von der Schönheit". Und so würde man heutzutage annehmen, dass das Ästhetische das Schöne ist. Weit gefehlt. Denn ursprünglich heißt „aisthetos" (gr.) nur „das Wahrnehmbare betreffend" und „aisthesis – die Empfindung". So sorgt die Anästhesie mit der verneinenden Vorsilbe an- dafür, dass wir keine Wahrnehmungen mehr haben. Die Parästhesie ist eigentlich eine Para-Ästhesie, eine Wahrnehmung, die wörtlich übersetzt „vorbei" läuft, und zwar am normalen Empfinden. Parästhesien sind damit Missempfindungen wie Ameisenlaufen, Kribbeln, eingeschlafene Füße und Hände, Pelzigsein usw. Gerade Diabetiker, die unter dem unterbrochenen, dem intermittierenden Hinken (Claudicatio intermittens) oder der Schaufensterkrankheit leiden, klagen häufig über derartige Parästhesien der Beine und Füße.

## Psyche

Könnte man den Begriff Psyche doch auf die Schnelle übersetzen. Lässt er sich mit der „Seele" fassen? Mit dem „Lebenshauch"?

Wer sich mit der Lehre dieses schwer zu fassenden Aspektes unseres Lebens auseinandersetzt, der hat es mit der **Psych**ologie zu tun. Wer darüber hinaus als Seelenarzt tätig sein möchte, ist ein **Psych**iater (psyche – Seele, iatros – Arzt).

Die **Psych**ose ist eine schwere geistig-seelische Störung, der „Seelen-Kranke" ist ein **Psych**opath. Pathos ist die Anteilnahme, das Empfinden, was Sie bereits vom sympathischen und parasympathischen Nervensystem kennen. Entsprechend ist die Apathie die Teilnahmslosigkeit, bei der es keine (Vorsilbe a-) Anteilnahme an der Umgebung mehr gibt.

## Depression

Nicht nur in der Psyche, sondern auch in der Wirtschaft kann es von Zeit zu Zeit zu einer Depression kommen. Einem Zustand, bei dem irgendwer, irgendetwas heruntergedrückt, geradezu niedergeschlagen ist (de – herunter, press- vom lateinischen pressus – gedrückt). Sie kennen ja das englische Verb „to **press**" oder die kulturgeschichtlichen Epochen des Im**press**ionismus, in dem die (persönlichen) Eindrücke, und des Ex**press**ionismus, in dem die Ausdrucksfähigkeit von besonderer Bedeutung waren.

# 11 *Atemwege*

Das **Rhino**zeros ist eine asiatische Nashornart, die nicht nur über eine zipfelige Oberlippe verfügt, sondern auch über ein Horn auf der Nase. Genau dieses gibt ihm seinen Namen und verhilft Ihnen als Eselsbrücke, eine ganze Reihe von klinischen Fachausdrücken über die Nase auf einen Schlag zu lernen. Als da zunächst einmal der banale Schnupfen wäre, in der Fachsprache die **Rhin**itis acuta, aus der dann eine **Rhin**itis chronica werden kann. Die **Rhin**itis allergica ist der Heuschnupfen, die **Rhin**osinusitis erstreckt sich bereits auf die benachbarten Nebenhöhlen. Mit dem **Rhin**oskop betrachtet der Hals-Nasen-Ohren-Arzt Ihre Nasengänge, das **Rhin**ophym ist eine knollige Verdickung der Nase, respektlos auch als Knollennase bezeichnet.

Eine **Sinus**itis ist eine Entzündung der Nasennebenhöhle(n). **Sinus** heißt jede Höhle für sich, **Sinus** heißen sie auch in der Mehrzahl (u-Deklination, Sie erinnern sich) und bedeuten wörtlich übersetzt „die Vertiefung, die Ausbuchtung, die Krümmung, der Bogen".

Der Rachen ist der Pharynx („der Schlund"), die Rachenentzündung entsprechend die **Pharyn**gitis. Hier befinden sich auch die Mandeln, die **Tonsill**en (tonsilla – Diminuitiv von toles, tolium – der Kropf). Ihre Entzündung wird als **Tonsill**itis bezeichnet. Gleich geht es weiter zum Kehlkopf, einem Namensvetter des Rachens, dem Larynx. Larynx kommt aus dem Griechischen mit der ursprünglichen Bedeutung „Schlund, Kehle", aber auch „Speiseröhre". Die Kehlkopfentzündung ist die **Laryn**gitis.

Unter dem Kehlkopf kommt die Luftröhre (Trachea), durch Knorpelspangen versteift und daher nicht so glatt wie die unmittelbar benachbarte Speiseröhre. Vielleicht wurde sie deshalb von den alten Anatomen als tracheia, als „rauh, uneben" beschrieben.

Das griechische Wort für „Ast der Luftröhre" lautet „bronchus". Ableitungen von ihm finden wir bei den großen **Bronch**ien, den kleinen **Bronch**iolen, natürlich auch in der Entzündung derselben, der **Bronch**itis. Und das **Bronch**iolytikum ist ein Arzneimittel, welches den hier befindlichen, im Krankheitsfall vermehrt gebildeten Schleim verflüssigt und löst (-lyse). Am Ende der **Bronchio**len befinden sich die Lungenbläschen, die Alveolen, wörtlich übersetzt die „kleinen Mulden", in denen der eigentliche Gasaustausch stattfindet.

Die Lunge als Ganzes wird in der Anatomie mit „Pulmo" bezeichnet, in der Klinik hingegen wird wieder einmal der griechische Begriff „Pneum-(o)" bevorzugt. „Pneuma" ist ein allgemeiner Begriff und bezeichnet „die Luft, das Gas" im Allgemeinen, die „Atemluft" im Speziellen. Der **pneu**matische Druck ist der Luftdruck, der **Pneu** ein aus Gummi hergestellter Luftreifen an Fahrzeugrädern. Um auf die Medizin zu kommen: Bei einer **Pneum**onie handelt es sich um eine Lungenentzündung, beim **Pneumo**thorax dringt Luft in den Brustraum (Thorax), genauer in den Spalt zwischen Brust- und Rippenfell. Wichtig ist auch die zu pneumo gehörige Endsilbe „-pnoe", die auf die Atmung verweist. Sie findet sich in vielen Krankheitsbildern, z.B. der

Atemnot (A**pnoe**), der erschwerten Atmung (Dys**pnoe**), der gehäuften Atmung (Tachy**pnoe**). Womit wir bei den Krankheitsbildern wären.

„Asthma" bedeutet auf griechisch „schweres Atemholen", was bei diesem Krankheitsbild zweifelsohne zutrifft. Das Lungen**emphysem** verweist auf das griechische „emphysema – die Aufblähung, die Luftgeschwulst". Hier sind die Alveolen irreversibel erweitert, was zu einer hochgradig erschwerten Atmung führt, einer starken Dyspnoe, und dann zum **Cor pulmonale**, einer durch die Lunge verursachten Herzproblematik. Die Emphysemblasen können platzen mit der möglichen Folge eines **Pneumothorax**. Der Zustand wird vor allem durch jahrzehntelanges Rauchen verursacht.

Lungen**fibrose** – diese Erkrankung ist heute nicht mehr so verbreitet wie zu Zeiten der Staublunge. Sie bietet sich jedoch für Sie als Leser an, um eine kurze Übersetzungsübung zu machen: -ose – richtig, der krankhafte, oft degenerative Prozess; Fibr- – das Bindegewebe. Die Lunge wird dabei nach und nach bindegewebig umgebaut. Die **Silikose** ist so etwas ähnliches: hier wird die Lungenfibrose durch das Einatmen von quarzhaltigem Staub (silicium – Quarz, Kieselsäure) verursacht.

Abschließend ein Wort zur Lungen**embol**ie, einer gefürchteten Komplikation, insbesondere von Operationen. Hier hat sich ein Blutgerinnsel, das sich in einer Vene an der Gefäßinnenwand gebildet hat (Thrombus, Thrombose) losgerissen. Durch den Blutkreislauf und das Herz gelangt es in die Lungenarterien – „embole" heißt „Hineindringen" – und verstopft, besser: verlegt dort das Gefäß mit häufig tödlichen Folgen.

# 12 *Herz*

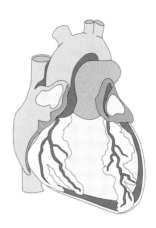

Dass Cordula das „Herz-chen" ist, wissen Sie bereits, seitdem Felix und Viola sich im einleitenden Kapitel tief in die Augen geschaut haben. Damit kennen Sie nun auch den lateinischen Begriff „cor" für das Herz. Das griechische Pendant ist „kardia", das als „cardia" latinisiert wurde. Die **Kard**iologie ist deshalb die Lehre vom Herzen und der **Kard**iologe der Facharzt für Herzerkrankungen.

In der Anatomie werden die drei Schichten des Herzens als Endo**kard**, Myo**kard** und Peri**kard** bezeichnet. Hierbei handelt es sich um die Herzinnenhaut (Endo**kard**, endo – innen), den Herzmuskel (Myo**kard**, my- – Muskel) und den Herzbeutel (Peri**kard**, peri – um, herum; vergleiche die Knochenhaut Periost). Die Entzündungen dieser Schichten sind die Endo**kard**itis, die Myo**kard**itis und die Peri**kard**itis.

Das Herz besteht aus einer linken (sinister) und einer rechten (dexter) Herzhälfte – mit je einem Vorhof (atrium) und einer Kammer (ventriculus). Der ventriculus sinister wäre also die linke Kammer, das atrium dexter der rechte Vorhof. Linke und rechte Herzhälfte werden durch eine als Septum bezeichnete Scheidewand unterteilt (wobei septum wörtlich „Umzäunung" bedeutet). Der Septumdefekt ist ein Herzfehler der Scheidewand: hier vermischt sich das Blut aus linkem und rechtem Herzen.

## Herzklappen

In beiden Herzhälften befindet sich jeweils zwischen dem Vorhof und der Kammer, aber auch am Ausgang der Kammer, dort, wo die Aorta und die Lungenarterien das Blut aus dem Herzen abtransportieren, eine Klappe. Diese Klappen verhindern, dass das Blut zurückfließt. Die Klappen zwischen dem Vorhof und der Kammer werden sinnvollerweise als Atrioventricularklappen bezeichnet.

Die deutsche Bezeichnung „Segelklappen" lässt sich nicht ganz so einfach merken; sie rührt daher, dass beide Klappen eine segelförmige Gestalt haben. Also: Atrioventricularklappen sind das Gleiche wie Segelklappen. Nun hat jede dieser beiden Klappen noch einen eigenen Namen. Da die Segelklappe im linken Herzen zwei solcher Zipfel oder Segel hat, wird sie lateinisch als Valva (Klappe) bicuspidalis (bi – zwei, cuspis – Spitze, Stachel) bezeichnet, oder durch ihre Ähnlichkeit mit der Bischofsmütze, der Mitra, als Mitralklappe. Die Segelklappe im rechten Herzen hat drei Zipfel und heißt entsprechend Valva tricuspidalis (tri – drei... vielleicht ist das „r" in dem rechten Herzen und der Tricuspidalklappe eine Eselsbrücke...).

Zu den beiden Klappen zwischen Herzkammer und wegführendem Gefäß: Da sie in der Aufsicht halbmondförmig wirken, heißen sie Semilunarklappen (semi – halb, luna – Mond) oder auch Taschenklappen. Die Valva aortae führt zur Aorta, die Valva trunci pulmonalis zum gemeinsamen Stamm (truncus) der beiden Pulmonalarterien.

## Gefäße zum und vom Herzen

Aorta und Pulmonalarterien führen vom Herzen weg. Die Lungenvene (Vena pulmonalis) mündet in den Vorhof des linken Herzens, sie bringt das sauerstoffreiche Blut, das nun vom linken Herzen in den Körperkreislauf weitergeleitet wird. In den Vorhof des rechten Herzens münden die obere Hohlvene von Hals und Kopf und die untere Hohlvene aus dem Körperkreislauf. „Hohl" bedeutet auf lateinisch „cavus, cava", außerdem „gehöhlt, gewölbt" (Sie erinnern sich an die Paukenhöhle – cava tympani und die Kavernen der Tuberkulose). Die obere Hohlvene ist entsprechend die Vena cava superior, die untere Hohlvene die Vena cava inferior.

## Versorgende Gefäße

Das Herz selbst wird durch die so genannten Herzkranzgefäße versorgt, die sich wie ein Kranz, eine Krone (corona) um das ganze Herz schlängeln und als **Koronar**arterien (arteriae coronariae, A. coronaria dextra, A. coronaria sinistra) bezeichnet werden. Bei der **koronaren** Herzkrankheit (KHK), wird das Herz selbst durch eine krankhafte Veränderung der Koronargefäße nicht mehr ausreichend mit Sauerstoff versorgt.

## Systole und Diastole

Sie wissen, dass man beim Blutdruckmessen von einem systolischen und einem diastolischen Wert spricht. Zum Wortursprung:

Zur **Systole**: Sy- ist ein Präfix mit ähnlicher Bedeutung wie syn- oder sym-. Es bedeutet „mit, zusammen". „Stole" leitet sich von dem griechischen Verb „stellein – senden" ab (vgl. den Apostel, den Abgesandten). Somit ist die Systole genau die Periode, in der sich das Herz zusammenzieht, die Kontraktionsphase des Herzens (um mit dem lateinischen Pendant zu sprechen) und das Blut auswirft oder „aussendet". Bei der **Diastole** dagegen, dem unteren Wert des Blutdrucks, handelt es sich um die Erschlaffungsphase des Herzens. Zum Begriff: „dia" ist ein häufig verwendetes Präfix griechischen Ursprungs mit der Übersetzung „auseinander".

## Krankheiten des Herzens

Die Entzündungen des Herzens wurden bereits erwähnt: Endokarditis, Myokarditis und Perikarditis.

Herzrhythmusstörungen werden als Arrhythmien bezeichnet, d. h. hier liegt kein (Vorsilbe A-) regulärer Rhythmus vor. Dabei wird unterschieden in **Tachykardie**n, **Bradykardie**n und **Extrasystolen**. „Tachys" (gr.) bedeutet „schnell", „bradys" das genaue Gegenteil, nämlich „langsam". Somit ist die Tachykardie der krankhaft beschleunigte Herzschlag, die Bradykardie bezeichnet den außergewöhnlich verlangsamten Herzschlag. Die Begriffe Tachy- und Brady- werden auch im

Hinblick auf die Atmung (**Tachy**pnoe, **Brady**pnoe) verwendet. Extrasystolen sind spontan auftretende Herzschläge oder Kontraktionen, die sich nicht in den normalen Rhythmus des Herzens einfügen.

Die **Angina pectoris** ist die Enge (Angina) der Brust (pectus, pectoris). Der große Brustmuskel heißt Musculus pectoralis major. Wie bei so vielen Begriffen der Anatomie bedeutet pectus im weiteren Sinne nicht nur die Brust als Körperteil, sondern auch die Brust im Sinne von „Herz, Gemüt, Gesinnung, Charakter". Damit ist die Angina pectoris, bei der es zu attackenartigen Schmerzen im Brustbereich kommt, sprachgeschichtlich eher damit zu umschreiben, dass einem „eng ums Herz" wird.

Als Komplikation mit häufig tödlichem Ausgang muss schließlich der Herz**infarkt** oder Myokardinfarkt genannt werden. Die klinische Bezeichnung stammt vom lateinischen Verb „infarcire – hineinstopfen". Während bei der Lungenembolie ein aus einer Vene losgerissener Thrombus die Lungenarterien verstopft und damit zum Lungeninfarkt führt, sind beim Herzinfarkt die in der Regel durch die koronare Herzkrankheit vorgeschädigten Herzkranzgefäße betroffen.

# 13 Gefäße

Jede Blumenvase sollte Sie an ein Blutgefäß erinnern, lautet doch die wörtliche Übersetzung des lateinischen Fachterminus „vas" soviel wie „Gefäß, Gerät und Geschirr". Vas afferens wäre ein hinführendes Blutgefäß, vas efferens ein wegführendes Gefäß. Im Hinblick auf Erkrankungen und Untersuchungen wird, wie so oft, der griechische Begriff „ang-" von gr. „angeion – Gefäß" verwendet.

Als Beispiele: Das Häm**ang**iom ist der Blutschwamm, die **Ang**iitis oder **Ang**itis die Gefäßentzündung. Bei der **Ang**iographie wird ein Kontrastmittel in die Arterien injiziert und nachfolgend geröntgt.

Die Arterien führen vom Herzen weg, die Venen zum Herzen hin. Das heißt jedoch nicht, dass Arterien immer sauerstoffreiches Blut enthalten – ein weitverbreiteter Irrtum. Wichtigstes Beispiel sind die Lungenarterien, die vom Herzen zur Lunge führen und erst dort mit Sauerstoff angereichert werden.

Im Körper selbst verzweigen sich die Arterien zu Arteriolen, diese zu den Kapillaren, den Haargefäßen. In den Kapillaren wird Sauerstoff ins Gewebe abgegeben. Sie vereinigen sich dann wieder zu Venolen („kleinen Venen") und zu Venen.

Arterien und Venen haben, je nach Lokalisation, oft ähnliche Bezeichnungen. So gibt es die arteria und vena subclavia (Schlüsselbeinarterie und -vene, wörtlich „unter (sub) dem Schlüsselbein (clavicula)"), die arteria und vena renalis (Nierenarterie und -vene) oder arteria und vena gastrica (Magenarterie und -vene).

Nun zu den wichtigsten Erkrankungen von Kreislauf und Gefäßen.

## Der Blutdruck

Ist der Blutdruck erniedrigt, dann spricht man von einem **Hypotonus** oder einer **Hypotonie**. Wie Sie sich erinnern, bezeichnet die Vorsilbe hypo- eine Unterfunktion oder erniedrigte Werte, der Begriff „tonus", der auch beim Muskeltonus verwendet wird, heißt soviel wie „Spannung". Gemeint ist hier die Spannung der Blutgefäße bzw. des Blutdrucks. Das genaue Gegenteil ist der erhöhte Blutdruck, die **Hypertonie**.

## Arteriosklerose

Die Arteriosklerose weist bereits schon in ihrem Namen darauf hin, dass es sich hier um eine degenerative Erkrankungen (-ose) handelt, die aus einer Verhärtung (skleros (gr.) – hart, verhärtet) der Arterien besteht. Derartige Sklerosen oder Verhärtungen gibt es auch in anderen Korperbereichen, zum Beispiel an den Nervenhüllen bei der Multiplen Sklerose oder bei einer Verhärtungserscheinung im Ohr, die Oto**sklerose**.

## Venenerkrankungen

Nicht unerwähnt bleiben sollen die Krampfadern, im Fachterminus als Varizen bezeichnet (varix (lat.) – die Krampfader).

Auf griechisch heißt die Vene „phlebs, phlebos". Von diesem Begriff leitet sich die **Phleb**ektomie (operative Entferung der Vene) ebenso ab wie die **Phleb**itis (Venenentzündung). Kommt es bei dieser **Phleb**itis zu einem Blutgerinnsel an der Innenwand der Vene, spricht man von einer Thrombo**phleb**itis. Steht weniger die Entzündung, sondern die Thrombose im Vordergrund, wird dagegen von einer **Phleb**othrombose gesprochen. Die chronisch-venöse Insuffizienz, die nach einer tiefen Beinvenenthrombose auftreten kann, wird auch als postthrombotisches Syndrom bezeichnet (post – nach).

# 14 *Blut und Lymphe*

Weit über die Antike hinaus herrschte die Vorstellung, dass die vier Körpersäfte Blut, Schleim, gelbe und schwarze Galle durch ihr Mischungsverhältnis über Gesundheit und Krankheit entscheiden. Die Eukrasie (eu – gut, krasis – Mischung) war die Basis von Gesundheit, die Dyskrasie (dys – schlecht, gestört) verursachte Krankheiten. Sie wurde vor allem mit Brechmitteln, Abführmitteln, Aderlässen, Blutegeln, Schwitzkuren etc. behandelt, um das gestörte Säfte-Gleichgewicht wieder in Ordnung zu bringen.

Jeder Körpersaft wurde dabei in Beziehung zu verschiedenen Eigenschaften und einer Jahreszeit gesetzt. So ordnete man das Blut (sanguis) den Eigenschaften feucht und warm zu wie auch dem Frühling. Später entstand aus der Säftelehre eine Temperamentenlehre, die beim „Sanguiniker" eine starke Blutfülle, eine Dominanz des Blutes vermutete. Man glaubte, dies bewirke ein heiteres, begeisterungsfähiges Gemüt, könne jedoch auch zu Blutungen oder Erkrankungen von Arterien und Venen führen.

Für die Betrachtung des Blutes und seiner Krankheiten ist dieser kleine Exkurs nicht von Bedeutung, werden doch die meisten Begriffe mit dem Wortstam „haim-" von „haima, haimatos" – das Blut gebildet. Wenn wir jedoch zur Verdauung kommen, insbesondere zur Leber und Galle, sieht das anders aus.

Den griechischen Wortstamm „haim" des Wortes „Blut" finden wir wieder in der Lehre des Blutes (**Häma**tologie), beim Blutbild (**Häm**ogramm) beim Bluterguss (**Häma**tom) oder beim Feuermal (**Häm**angiom, ang - Gefäß). Als **Häm**oglobin wird der rote Blutfarbstoff bezeichnet. Der Begriff Hämoglobin setzt sich dabei aus „häm", Bildevokal -o- und „-globin" zusammen. Die Silbe „-globin" weist auf die Eiweißstruktur des Hämoglobins hin, wie auch die großen Bluteiweiße als Globuline bezeichnet werden, da die Form der Eiweiße an eine Kugel (globus, Verkleinerungsform globulus, globuli) erinnert. Des Weiteren ist das häm- zu finden bei der Entstehung des Blutes (**Häma**topoese – von „poiein" (gr.) – „machen"), dem Anteil der festen Blutzellen im Blut (**Häm**atokrit) und bei der Bluter-Krankheit (**Häm**ophilie).

## Blutzellen

Blut besteht aus dem flüssigen Blutplasma, einer klaren Flüssigkeit, und den festen Bestandteilen, den Blutzellen. Macht man das Plasma ungerinnbar, so spricht man vom Blutserum (lat. „serum" heißt ursprünglich „Molke", vgl. hier auch die serösen, also dünnflüssiges Sekret absondernden Drüsen).

Die Blutzellen lassen sich in rote und weiße Blutzellen sowie in die Blutplättchen (Thrombozyten) unterteilen.

Rot und weiß; diese Bezeichnungen finden sich auch in den Termini für die Blutzellen wieder. Erythros (gr.) heißt auf deutsch „rot, rötlich" und die roten Blutkörperchen werden entsprechend als **Ery**throzyten bezeichnet (-zyt – Zelle). Der Begriff findet sich zudem in dem **Ery**sipel, dem (roten) Nagelumlauf oder dem **Ery**them, einem „roten" Hautausschlag wieder. Die typischere Bezeichnung im Lateinischen und Griechischen wäre „Eos", die Göttin der Morgenröte. Als „**eos**inophil" werden eine Untergruppe der weißen Blutkörperchen bezeichnet, die sich rötlich anfärben lassen.

Die weißen Blutkörperchen werden als Leukozyten bezeichnet (leukos (gr.) – weiß, hell). So heißt übrigens auch der „Weißfluss" bei Frauen **Leuko**rrhoe (vgl. Durchfall – Diarrhoe). Das lateinische Pendant „albus, alba, album" findet sich bei den weißen Bluteiweißen, den **Alb**uminen, oder bei der Pigmentbildungsstörung **Alb**inismus. Die Aufgabe der Leukozyten ist die körpereigene Abwehr. Man unterscheidet verschiedene Untergruppen: zunächst die Granulozyten, die unter dem Mikroskop eine feine Körnung (granula) erkennen lassen und je nach Färbung in basophile, eosinophile und neutrophile Granulozyten eingeteilt werden. Dann die Lymphozyten, die sich vor allem in den lymphatischen Organen befinden, und schließlich die Monozyten.

Die Thrombozyten oder Blutplättchen sind für die Blutstillung (Hämostase von hämo – Blut, stase – Stillstand) und die Blutgerinnung zuständig. Den auf „thrombus – Blutpfropf" zurückgehenden Wortteil „thromb-" kennen Sie von der **Thromb**ose. Er findet sich aber auch bei der an der Gerinnung beteiligten Substanz **Thromb**in und deren Vorform Pro**thromb**in.

Zu den Erkrankungen des Blutes: Die **Anämie** zeigt in ihrem Namen, dass es hier „kein" Blut gibt. Denn „a, an" ist ja die verneinende Vorsilbe. Übersetzt wird die Anämie mit „Blutarmut", wobei es sich im engeren Sinne um einen Mangel an Erythrozyten oder Hämoglobin handelt.

*Blutzellen*

Die **Leukämie** ist eine bösartige Erkrankung der weißen Blutkörperchen. Man spricht hier auch von einer Leukose, also einem pathologischen Prozess (-ose) der weißen Blutkörperchen. Die Leukämie wird u.a. nach der Abstammung der bösartigen Zellen unterschieden in die myeloische Leukämie (myel – Mark, gemeint ist das Knochenmark) und die lymphatische Leukämie, die von den Organen des lymphatischen Systems ausgeht.

## Lymphe

Der Begriff „Lymphe" stammt wahrscheinlich vom lateinischen „lympha – das Wasser", vielleicht aber auch von der „nymphe (gr.) – die Quellnymphe".

Die Lymphe ist eine klare bis milchig-gelbe Flüssigkeit, wie Sie sie beispielsweise finden, wenn Sie eine Hautblase öffnen. Die Lymphe entsteht aus dem Blutplasma und fließt von den Geweben durch Lymphknoten und -gefäße in den Blutkreislauf. Zu diesem lymphatischen System, das vorrangig für die Körperabwehr zuständig ist, gehören außerdem die Milz, die Mandeln, der Wurmfortsatz („Blinddarm") und das lymphatische Gewebe.

Die bekanntesten Erkrankungen des lymphatischen Systems sind die **Tonsillitis** und die **Lymphangitis**. In beiden Fällen handelt es sich um eine Entzündung (-itis), wobei im ersten Fall die Tonsillen, die Mandeln im lymphatischen Rachenring betroffen sind, deren Schwellung zu einer „Enge" (daher auch die Bezeichnung „angina") führt. Übrigens: Auch nach einer operativen Entfernung der sichtbaren Gaumenman-

deln (Tonsillektomie) kann es noch zu einer Entzündung der Rachen-
mandeln, der Zungenmandel oder Seitenstränge kommen.

Eine **Lymphangitis** oder Lymphangiitis ist, wie der Name schon sagt,
eine Entzündung (-itis) der Gefäße (-ang), in denen die Lymphe
(Lymph-) fließt. Sie tritt bisweilen nach äußerlichen Verletzungen auf
und ist an einem vom Verletzungsort ausgehenden roten Streifen zu
erkennen, der im Volksmund irrtümlich als „Blutvergiftung" bezeichnet wird. Auch wenn das nicht unbedingt in einen Terminologie-Füh-
rer gehört: Dieser Streifen ist ein Warnzeichen, im Eiltempo Arzt oder
Krankenhaus aufzusuchen. Denn erreicht die Infektion erst einmal
die Blutbahn, kommt es tatsächlich zu einer Blutvergiftung (Sepsis),
die letal – tödlich verlaufen kann.

# 15 *Verdauung*

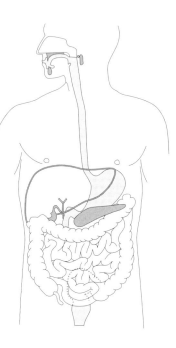

## Mund

In der Mundhöhle wird die Nahrung mechanisch zerkleinert. Denken Sie an die „Vena cava", die „hohle Vene", oder die ausgehöhlten Kavernen der Tuberkulose, dann ist auch klar, warum die Mundhöhle, wörtlich übersetzt die „Höhle des Mundes" auf lateinisch „cavum oris" heißt (os, oris – kons. Deklination).

## Speiseröhre

Von der Mundhöhle geht es in den Rachen (Pharynx) und in die Speiseröhre. Die Speiseröhre wird als „ösophagus" bezeichnet, die Speiseröhrenentzündung als **Ösophag**itis, die Aussackungen oder „Krampfadern" an der Speiseröhre als „Ösophagusvarizen". Im Ösophagus können sie den Wortteil „-phag-" erkennen, der von „phagein (gr.) – fressen" stammt. Die Dysphagie sind Schluck- und Schlingbeschwerden, die Phagozyten die Fresszellen des Abwehrsystems.

## Magen

Der Magen heißt in der Anatomie „Venter" (lat.). In der klinischen Ter-
minologie wird hingegen der Begriff „gastr-" von „gaster (gr.) – Magen,
Bauch" verwendet, so z. B. bei der **Gastr**itis, der Magenschleimhaut-
entzündung, der **Gastro**enteritis, der Entzündung von Magen und
Darm, die meist mit **gastro**intestinalen Beschwerden einhergeht
(intestinum – Darm), vielleicht aber auch mit einem Ulcus **ventr**iculi
(Genitiv!), einem Magengeschwür. Bei der **Gastr**oskopie wird der
Magen gespiegelt, bei der **Gastr**ektomie der Magen operativ entfernt.

## Darm

Der gesamte Darm, also Dünndarm, Dickdarm und Mastdarm, wird
als „Intestinum" bezeichnet. Der Dünndarm besteht aus mehreren
Teilen: direkt an den Magen schließt sich, nach dem Magenpförtner
(Pylorus) der ca. zwölf Fingerbreiten lange „Zwölffingerdarm" an.
Er heißt auf lateinisch „Duodenum". Danach kommen der Leerdarm
(Jejunum, ieiunum (lat.) – leer, nüchtern) und dann der Krummdarm
(Ileum, ile (lat.) – Unterleib). Nicht zu verwechseln mit dem „Ileus", dem
Darmverschluss, der Darmverschlingung!

Den Dickdarm, in dem das Wasser resorbiert und der Stuhl eingedickt
wird, unterteilt man in den Blinddarm (Caecum), den Grimmdarm
(Colon) und den Mastdarm (Rectum). Spricht man umgangssprachlich
von dem Blinddarm, so ist damit jedoch in der Regel nur der Wurmfortsatz desselben, die Appendix vermiformis, gemeint. Das Wort
Appendix wird dabei von dem Verb appendere aus ad- (an) und

pendere (hängen, denken Sie an das Pendel...) abgeleitet; vermiformis heißt so viel wie wurm-förmig. Die Entzündung dieses „wurmförmigen Anhängsels" ist, wie könnte es anders sein, die **Append**izitis.

Dem Blinddarm schließt sich der Grimmdarm (Colon) an. Sein zunächst aufsteigender Teil heißt Colon ascendens, der querverlaufende Teil Colon transversum und der absteigende Teil Colon descendens. Die Dickdarmentzündung ist die **Col**itis. Geht sie mit Geschwüren der Darmschleimhaut einher, spricht man von einer **Col**itis ulcerosa. Der Reizdarm, bei dem es zu Verdauungsstörungen ohne organische Ursache kommt, wird als **Colon** irritabile bezeichnet.

Rectum ist der Mastdarm, weil er gerade (rectus, a, um) verläuft, Anus der After. Die klinische Terminologie verwendet den Begriff Prokt- (proktos (gr.) – der Mastdarm), so zum Beispiel beim **Prokt**ologen, der **Prokt**itis, dem **Prokto**- oder **Rekto**skop.

## Erkrankungen

Die Wortsilbe für Appetit ist „-orex-". Wer keinen (Vorsilbe a-, an-) Appetit hat, ist an**orek**tisch oder leidet an An**orex**ie, womit die Magersucht, die Anorexia nervosa, wörtlich als „nervöse Appetitlosigkeit" zu übersetzen ist.

Durchfall wird als Diarrhoe (-ö) bezeichnet. Die Silbe „dia-" bedeutet, wie beim Diaphragma oder bei der Diagnose, „hindurch", -rhoe bezieht sich auf das griechische „rhein" und heißt „fließen". Und beim Durchfall fließt es, wie jeder weiß, einfach durch einen hindurch.

Bei der Leukor**rhoe** kommt es zu weißem Fluss, gemeint ist damit der Weißfluss der Frauen. Und dann darf man natürlich nicht die Logor**rhoe** vergessen, den krankhaft vermehrten Redefluss, die Wortflut.

Das genaue Gegenteil ist die Verstopfung oder „Obstipation", benannt nach dem lateinischen Verb „obstipare – hineinstopfen". Erbrechen wird als Emesis oder „Vomitus" bezeichnet (vgl. engl. to vomit – erbrechen), Übelkeit als Nausea. Flatus ist der „Darmwind" (flatus – das Blasen des Windes, Schnauben), Metorismus sind Blähungen.

# 16 *Leber, Galle, Bauchspeicheldrüse*

Die Leber heißt „hepar", ihre Entzündung ist entsprechend eine **Hepati**tis (hepar, hepatis – konsonantische Deklination). Unter einer Leberzirrhose versteht man eine narbige Schrumpfung der Leber, einen chronisch degenerativen Prozess (-ose), der zu einem bindegewebigen Umbau des Lebergewebes führt (kirrhos (gr.) – gelb). Die eigentliche Gelbsucht, die durch den gelben Gallenfarbstoff Bilirubin verursacht wird, heißt Ikterus (ikteros (gr.) – Gelbsucht).

In der Leber wird u.a. die Gallenflüssigkeit gebildet, die dem Fettabbau dient und in der Gallenblase (vesica fellea oder vesica biliaris) gespeichert wird. Auf griechisch heißt Galle „chole". Damit ist der ductus **chole**dochus der Gallengang und die **Chole**zystitis die Gallenblasenentzündung, die **Chol**angitis oder **Chol**angiitis die Entzündung der Gallenwege (-ang- – Gefäß). Als **Chole**lithiasis (lithos (gr.) – Stein) werden Gallensteine bezeichnet, die sich bei der **Chole**zystolithiasis in der Gallenblase befinden, bei der **Chole**docholithiasis in den Gallenwegen. Auch die **Chol**era, ein infektiöser Brechdurchfall, hat ihren Namen interessanterweise der Galle zu verdanken, wird doch seine Bezeichnung wörtlich mit „Gallenbrechdurchfall" übersetzt.

Nun kennen Sie sicher den Begriff „Choleriker" oder „cholerisch". Gemeint ist damit ein hitziger und aufbrausender Charakter. Wie schon im Kapitel über das Blut erwähnt, handelt es sich auch hier um eines der vier Temperamente der antiken Temperamentenlehre, die sich aus der Lehre der Körpersäfte entwickelte. Der Choleriker hatte nämlich – so die alten Römer – zuviel von genau dieser gelben Galle. Sie galt als heiß und trocken und brachte, gerade im Sommer, die Menschen zum Überkochen, zur inneren Wallung, zur Aggression. Als für das Übermaß an gelber Galle charakteristische Erkrankungen galten entsprechend Fieber, akute Entzündungen und Organüberfunktionen.

Ganz anders der Melancholiker, der Schwarzgallige – „melanos" heißt „Schwarz", wie Sie auch aus den pigmentbildenden Zellen, den Melanozyten ersehen. In der antiken Säftelehre war die übermäßige Existenz der schwarzen Galle, des vierten Körpersaftes, nicht nur für depressive Verstimmungen zuständig, sondern für eine Vielzahl von Erkrankungen, insbesondere Steinbildungen, bösartige Geschwulste, Geschwüre und degenerative Erkrankungen, bei denen das Blut als aufbauendes Gegenprinzip fehlte.

## Bauchspeicheldrüse

Zur Bauchspeicheldrüse, auch als Pankreas bezeichnet, gehört der Pankreaskopf (caput pancreatis) und der Pankreasschwanz (cauda pancreatis). Man unterscheidet beim Pankreas eine *exokrine* und eine *endokrine* Funktion. Dass „exo- – außerhalb" heißt und „endo- – innerhalb, nach innen", wissen Sie inzwischen. Neu ist jedoch die Bedeutung des Wortteils „krin". Es stammt vom griechischen Verb „krinein – scheiden, ausscheiden". Das Pankreas scheidet zum einen durch einen Ausführungsgang den Bauchspeichel mit den Verdauungsenzymen in den Dünndarm ab, das ist die exokrine Funktion. Endokrin, nach innen, also direkt ins Blut, gibt er die Hormone Insulin und Glukagon ab, die für den Zuckerstoffspiegel im Blut verantwortlich sind. Damit ist die Bedeutung des Wortstammes -krin jedoch noch nicht erschöpft. Immer dann, wenn es um Leben und Tod geht, wenn es zu einer **Krise** kommt oder der Zustand **kri**tisch ist, begegnen wir dem griechischen Wortursprung. Denn hier kommt es zu Ent**scheid**ungen. Ein anderes Wortbeispiel ist der Hämato**krit** im Blut. Dabei handelt es sich um den Anteil der festen Bestandteile, die sich ebenfalls von den flüssigen Bestandteilen, dem Plasma, getrennt haben.

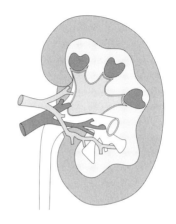

In Nieren und Harn-
wegen fließt – wie der
Name schon sagt – der
Harn, der Urin. Niere
heißt auf lateinisch
„ren", auf griechisch „nephro", Urin kommt vom
griechischen „uron". Mit
diesen drei Wortstäm-
men lassen sich viele Begriffe aus der **Ur**ologie (Lehre von den Harn-
organen) verstehen. So ist die Harnblase die vesica **ur**inaria, die Harnausscheidung wird medizinisch als Di**ur**ese bezeichnet.

Knöpfen wir uns einmal die beiden Begriffe **Ur**ämie und Hämat**urie**
vor: Dass „-häm-" oder „äm-" stets etwas mit Blut zu tun hat, wissen Sie
inzwischen. Die Kombination von den Silben „-ur-" und „-häm-" weist
also auf einen Zusammenhang von Blut und Harn hin, die Endsilbe -ie
(im lateinischen Terminus die Endsilbe -ia) hat verschiedene Bedeutungen. In unserem Fall ist eine Krankheit gemeint. In anderen Fällen
kann auch ein diagnostisches Verfahren (-skopie, -ektomie), eine
Entzündung (Pneumonie) oder ein Wissensgebiet gemeint sein (Anatomie, Psychiatrie, Psychologie uvm.). Doch zurück zu unseren Wort-

beispielen. Sie enthalten beide die Wortteile -ur-, häm- und -ie, die unterschiedliche Reihenfolge der Silben führt jedoch auch zu einer anderen Bedeutung. **Ur**ämie bedeutet, dass Urin, besser Substanzen, die über den Urin ausgeschieden werden sollten, im Blut zu finden sind. Hämat**urie** dagegen, dass Blut im Urin nachweisbar ist. Im Hinblick auf die Blutmenge spricht man von Mikrohämat**urie** (kleine Menge) oder Makrohämat**urie** (große Menge).

Aber auch andere Stoffe können sich krankhaft im Urin anreichern und dort nachgewiesen werden. Man spricht dann ebenfalls von einer -urie: So sind bei einer Bakteri**urie** Bakterien im Urin vorhanden, bei einer Protein**urie** Eiweiße ganz allgemein, bei der Albumin**urie** ganz bestimmte Eiweiße, bei einer Lipid**urie** Fette.

Störungen beim Wasserlassen heißen Dys**urie**, eine krankhaft vermehrte Harnausscheidung, wie beim Diabetes, wird als Poly**urie** bezeichnet, eine verminderte Harnausscheidung als Olig**urie**. Bei der An**urie** (Vorsilbe an- verneint) kommt es gar nicht mehr zum Wasserlassen, bei der Nykt**urie** (nyx - die Nacht) zu nächtlichem Wasserlassen.

Schließlich zu den beiden Bezeichnungen für die Niere, nämlich ren (lateinisch) und nephro (griechisch). So spricht man von einem renalen Hypertonus (also einem durch die Niere verursachten Bluthochdruck). Für Untersuchungen und Erkrankungen wird jedoch in der Regel der griechische Terminus als Wortstamm verwendet und nach bewährtem Muster mit den bekannten Suffixen kombiniert: Die Nierenentzündung ist die Nephritis, die Entzündung der Nierenkörperchen die Glomerulonephritis. Die Nephrose ist die degenerative Erkrankung der Niere, die Nephrektomie die Nierenentfernung, die Nephrolithiasis das Nierensteinleiden.

# 18 *Hormone*

Erinnern Sie sich an die endokrine Funktion des Pankreas, die Abgabe des Hormons Insulin direkt ins Blut? Die Bezeichnung „endokrin", die „Ausscheidung nach innen", ist dabei nicht auf das Pankreas beschränkt. So ist die Lehre von den Hormonen die Endokrinologie. Schließlich werden alle Hormone unmittelbar ins Blut abgegeben.

Eine Drüse ist ganz allgemein terminologisch die glandula. Exokrine Drüsen scheiden Substanzen über einen Ausführungsgang ab, so z. B. die Speicheldrüsen (glandula parotis, glandula submandibularis). Endokrine Drüsen, also Hormondrüsen, wären zum Beispiel die Glandula pituitaria (Hypophyse, Hirnanhangdrüse), die Glandula thyroidea (Schilddrüse) oder die Glandulae suprarenales (Nebennieren). Die Bezeichnung „Glandula" ist, das mag Ihnen aufgefallen sein, der Diminuitiv von glans. Glans bedeutet die „Eichel" und wird anatomisch ebenfalls für die Eichel des männlichen Glieds verwendet.

In der klinischen Terminologie wird für Drüsen der Wortstamm „Aden-" verwendet (aden (gr.) – Drüse). Entsprechend finden Sie die **Adeno**hypophyse (ein bestimmter Teil der Hirnanhangdrüse, der von der Neurohypophyse abgegrenzt wird), das (benigne) **Aden**om als gutartige Geschwulst des Drüsengewebes, die Lymph**aden**itis als Entzündung einer Lymphdrüse, die **Aden**itis ganz allgemein als Drüsenentzündung.

## Schilddrüse und Nebenschilddrüse

Die glandula **thyroid**ea oder Schilddrüse geht auf „thyreos (gr.) – das große Schild" zurück, vielleicht weil sie wie ein Schild vor der Luftröhre und unter dem Schildknorpel (cartilago **thyroid**ea) liegt. Daneben – im Griechischen heißt „neben" ja „para" – befinden sich die Nebenschilddrüsen, die entsprechend als glandulae **parathyroid**eae bezeichnet werden. Übrigens: Auch die gerade beschriebene Speicheldrüse glandula parotis enthält das Präfix para-, selbst wenn zur Lautangleichung daraus ein par- wurde. Es ist also die neben dem Mund (os, oris) befindliche Drüse. Entzündet sie sich, kommt es zur Parotitis. Und dies ist die medizinisch korrekte Bezeichnung für Mumps oder Ziegenpeter.

Zurück zur Nebenschilddrüse, der glandula parathyroidea. Wissen Sie noch? Auf den ersten Seiten dieses Büchleins wurde der Hyperparathyroidismus als ein langes und kompliziertes Wortbeispiel vorgestellt. Dürfte inzwischen kein Problem mehr für Sie darstellen: Hyper – über, para – neben, thyreoid – Schilddrüse, -ismus – krankhafter Zustand. Klarer Fall von Überfunktion der Nebenschilddrüse; „terminologischer Bandwurm" erledigt.

## Nebennieren

Von „para" zu „super, supra" – darüber. Einige Bespiele: Die **Super**infektion, die oberflächliche Hautschicht (**super**ficialis) oder eben die Nebennieren (glandulae suprarenales), die auf den oberen Polen der Nieren sitzen. Die Nebennierenrinde (cortex suprarenalis) wird dabei von dem Nebennierenmark (medulla suprarenalis) unterschieden. Im

Hinblick auf die hier produzierten Hormone gehören die **Corti**coide zur Nebennierenrinde (cortex – Rinde), und zwar sowohl die Mineralo**korti**koide für den Mineralstoffwechsel wie auch die Gluko**korti**koide für den Zuckerstoffwechsel und außerdem die männlichen Geschlechtshormone, die so genannten Androgene. Im Nebennierenmark dagegen werden das Adrenalin und das Noradrenalin produziert.

# *19* *Krebserkrankungen*

Ob Krebserkrankungen tatsächlich – wie in der Antike angenommen – durch zu viel schwarze Galle, zu viel Melancholie und zu große Abwesenheit des aktiven, ernährenden und energieversorgenden Lebensprinzips verursacht werden? Im Sinne der modernen Medizin ist diese einfache bildhafte Vorstellung sicherlich überholt. Dennoch mag sie einen Aspekt der Erkrankung beleuchten, der in der wissenschaftlichen Medizin vielleicht nicht ganz erfasst wird.

Zur Terminologie: „onkos" heißt auf griechisch „Geschwulst, Anschwellung". Entsprechend wird bei dem Druck, der in der Zelle für die rechte Spannung, die rechte Anschwellung sorgt, vom **onko**tischen Druck gesprochen. Und die Lehre derjenigen Erkrankungen, die durch eine Anschwellung, eine Geschwulst gekennzeichnet sind, heißt die **Onko**logie, die entsprechenden Fachärzte sind die **Onko**logen.

Wie das griechische onkos noch nichts über die Art der Geschwulst aussagt, so bezeichnet „tumor" im Lateinischen ebenfalls lediglich die Schwellung oder Anschwellung.

Bildet sich also im Körper eine Geschwulst, ein Tumor, muss eine Untersuchung ermitteln, ob es sich um eine gutartige (benigne), „halb-bösartige" (semimaligne) oder bösartige (maligne) Neubildung handelt. Womit wir bei einem weiteren wichtigen Begriff in der Onkologie wären: dem „Neoplasma". Neo als neu, plasma (wie das Zellplasma) von plattein (gr.) – formen. Das Neoplasma oder die Neoplasie wären entsprechend als das „Neue Gebilde" zu übersetzen.

Viele Tumoren enden mit dem Suffix -om. Auch dies muss noch nichts über die Bösartigkeit aussagen (sofern der Tumor nicht als maligne beschrieben wird), denn auch viele gutartige Tumoren enden mit -om. Eindeutig bösartig sind allerdings alle Sarkome und Karzinome, welche unterschiedliche Gewebeschichten befallen (Sarkom: Mesenchym; Karzinom: Epithelgewebe). Das Carcinoma in situ liegt dabei quasi noch „auf der Lauer", es ist noch auf das Epithelgewebe begrenzt und hat sich noch nicht auf andere Gewebeschichten ausgedehnt.

Einige Beispiele: Das Fibr**om** bezeichnet die gutartige Geschwulst des Bindegewebes, das Fibrosark**om** die bösartige Geschwulst. Das Lip**om** entsteht als gutartiger Tumor aus dem Fettgewebe, die bösartige Neoplasie ist das Liposark**om**. Das Gleiche gilt für Oste**om** (Knochengewebe), Aden**om** (Drüsengewebe), Polyp (Schleimhaut), My**om** (Muskelgewebe), Chondr**om** (Knorpelgewebe), Neurin**om** (Nerven) und Angi**om** (Blutgefäße) und ihre „bösen" Verwandten, z. B. das Liposark**om**, Osteosark**om** und Myosark**om**.

Die Wortsilben -kanzer- und -karzin- haben immer etwas mit dem Krebs zu tun, ob bei krebserzeugenden, d. h. **karzin**ogenen Stoffen oder bei der Bezeichnung bestimmter Krebsarten. Der unter Laien als „Lungenkrebs" bezeichnete Krebs spielt sich nämlich – wenn es sich nicht um Lungenmetastasen handelt – meist in den Bronchien ab und wird dann als Bronchial**karzin**om bezeichnet. Daneben gibt es das Blasen-**karzin**om, das Mamma**karzin**om, welches den Befall der Brustdrüsen bezeichnet oder das Endometrium**karzin**om (Gebärmutterkrebs). Die Abkürzung für ein Karzinom ist -Ca. Und so spricht man je nach Lokalisation auch von Bronchial-Ca, Mamma-Ca, Zervix-Ca (Befall des Gebärmutterhalses), Prostata-Ca. Und so weiter.

Ein semimaligner Tumor zeichnet sich dadurch aus, dass er zwar bösartig ist und Gewebe zerstört, jedoch nicht streut. Ein Beispiel ist das Basaliom, das sich aus der Basalmembran entwickelt.

## Metastasen

Die Früherkennung von Krebserkrankungen ist deshalb so besonders wichtig, weil bösartige Neoplasien ab einem bestimmten Stadium über Blut- und Lymphwege streuen und dann an anderen Orten so genannte Tochtergeschwülste oder Metastasen bilden. „Metastasis" heißt so viel wie „Vernetzung". Der Begriff wurde erstmalig von Hippokrates verwendet und bedeutet wörtlich übersetzt „Übertragung des Sitzes einer Krankheit" (meta – mit, nach; stase – Sitz).

# 20 Medikamente und ihre Anwendungen

„Cave!" – das ist der erste Begriff, den Sie kennen sollten, wenn es um Medikamente geht (und auch um bissige Hunde, vor denen mit einem „Cave canem" gewarnt wird). Er hat nichts mit der vena cava zu tun, sondern heißt „Vorsicht!" und weist Sie auf alle Gegenanzeigen oder Kontraindikationen hin, bei denen das genannte Mittel nicht verwendet werden sollte. Dass „Kontra – gegen" heißt, wissen Sie vielleicht. Indikation bezeichnet ein Anwendungsgebiet und leitet sich von dem Präfix in- und dem Verbum „dicare – sagen" ab. „Indicare" heißt soviel wie „ansagen, anzeigen".

Um nun die Medikamentengruppen und ihre Anwendungen leichter übersetzen zu können, erinnern Sie sich bitte daran, dass die sächlichen Nomina der o-Deklination im Nominativ Singular auf -um, im Nominativ Plural auf -a enden.

Nehmen wir als Beispiel das Antibiotikum, das gegen bakterielle Infektionen eingesetzt wird. Sein Plural lautet „Antibiotika".

Zur Grammatik: Die Endung „-icum" von Antibiotikum war ursprünglich eine adjektivische Endung. Das Adjektiv aber wurde nachfolgend substantiviert für das Arzneimittel mit der beschriebenen Eigenschaft oder Wirkung. Und so enden sehr viele Arzneimittel im Singular auf „-icum" oder „-ikum", im Plural auf „-ica" oder „-ika".

Damit wäre das Suffix unseres Antibiotikums geklärt. Doch auch das Präfix „anti – gegen" ist ausgesprochen häufig. Schließlich beruht unsere Medizin auf dem Therapieprinzip mit gegensätzlich wirkenden Reizen zu therapieren. Und so wird bei Fieber gekühlt, bei Durchfall gestopft, bei Verstopfung abgeführt, werden eine ganze Reihe von „anti-" wirksamen Arzneimitteln verschrieben:

| | |
|---|---|
| **Ant**azida | gegen Säure des Magens, auch als Säureblocker bezeichnet |
| **Ant**helminthika | gegen Würmer |
| **Anti**abortiva | gegen Fehlgeburt |
| **Anti**anämika | gegen Blutarmut |
| **Anti**arrhythmika | gegen Rhythmusstörungen |
| **Anti**arthritika | gegen Athrthritis |
| **Anti**arthrotika | gegen Arthrose |
| **Anti**depressiva | gegen Depressionen |
| **Anti**diabetika | gegen Diabetes |
| **Anti**diarrhoika | gegen Durchfall |
| **Anti**dysmenorrhoika | gegen Regelschmerzen und -störungen |
| **Anti**emetika | gegen Erbrechen |
| **Anti**glaukomatosa | gegen grünen Star |
| **Anti**hämorrhagika | gegen Blutungen |
| **Anti**hidrotika | gegen übermäßiges Schwitzen |
| **Anti**hyperthyreotika | gegen Schilddrüsenüberfunktion |
| **Anti**hypertonika | gegen Bluthochdruck |
| **Anti**infektiva | gegen Infektionen |
| **Anti**kataraktika | gegen grauen Star |
| **Anti**mykotika | gegen Pilze |
| **Anti**phlogistika | gegen Entzündungen |
| **Anti**pyretikum | gegen Fieber, also fiebersenkend, von pyros – Feuer, denken Sie nur an den Pyromanen… |
| **Anti**rheumatika | gegen Rheuma |
| **Anti**rhinitika | gegen Schnupfen |
| **Anti**scabiosa | gegen Krätze |
| **Anti**seborrhoika | gegen übermäßige Talgabsonderungen |

*Medikamente und ihre Anwendungen*

| Antiseptika | gegen Entzündungen, vor allem eine systemische Blutvergiftung (sepsis) |
|---|---|
| Antitussiva | gegen Husten |
| Antivarikosa | gegen Krampfadern |

Wenn das keine reiche Ausbeute ist!

Was gibt es noch? Mittel die beruhigen (Sedativa), die schützen (-protectiva), die stärken (Tonika), die ganz allgemein lösen (-lytika) oder etwas ganz bestimmtes lösen oder erweichen, beispielsweise Schleim (Sekretolytika), Steine (Litholytika), Thromben (Thrombolytika) oder auch Hornhaut (Keratolytika, z.B. in Hühneraugenpflastern). Es gibt Mittel, die hemmen (-statika), z.B. bösartiges Zellwachstum (Zytostatika). Oder Mittel, die unterdrücken (-suppressiva), z.B. eine überschießende Immunreaktion bei Allergien (Immunsuppressiva). Schließlich gibt es harntreibende Diuretika und betäubende Narkotika.

Die zweite große Gruppe von Arzneimitteln arbeitet sprachlich nicht mit dem substantivierten Adjektiv, sondern mit dem Partizip Präsens (beruhigend, stärkend usw.) und der Endung „-ans" oder „-ens", genau wie bei den aufsteigenden oder absteigenden Gefäßen (vas afferens und efferens). So ist ein Roborans ein Stärkungsmittel, ein Relaxans ein entspannendes, erschlaffendes Medikament. Das Laxans führt ab, das Regulans reguliert, das Expektorans fördert den Auswurf, das Adjuvans unterstützt, das Absorbens saugt auf und das Adstringens schließlich zieht zusammen. Ein Arzneimittel mit der Endung -constrictans wirkt verengend (con – zusammen, stringere – ziehen, wie bei der Boa constrictor...).

Ein Beispiel mag die Begriffsfülle etwas erhellen: Angenommen Ihre Großmutter hat ein Problem mit ihren Venen. Dann würde das Vasodilatans die Gefäße erweitern, während die Vasokonstriktanzien die Gefäße zusammenziehen. Das vasoprotektive Mittel würde zudem die Gefäße schützen und das Venen**tonikum** können Sie zur Stärkung der Venen gleich mitbesorgen. Ganz zu schweigen von dem Antivarikosum, das dem erblich bedingten Krampfaderbefall vorbeugt.

Soweit die groben Tendenzen der verschiedenen Wirkungsrichtungen. Dass alle Mittel, die auf „-statisch" enden, lediglich den beschriebenen Bösewichten Einhalt gebieten, ob nun virustatisch (Viren), bakteriostatisch (Bakterien) oder fungistatisch (Pilze), die Mittel auf „-zid" dagegen abtötend wirken (viruzid, bakterizid, fungizid… denken Sie an den Suizid), sei am Rande erwähnt. Aber das war's dann auch, was sie über die pharmakologische Terminologie wissen sollten.

Abschließend nur noch eine kleine Geschichte über das so genannte Placebo oder Plazebo, das pharmakologisch unwirksame „Scheinmedikament", welches in Arzneistudien dem wirksamen Mittel, dem Verum, gegenübergestellt wird. Was heißt eigentlich „Placebo"? Es heißt: „Ich werde gefallen". Dieser Ausdruck stammt aus dem Kirchenlatein, genauer gesagt, aus einem ganz bestimmten Psalm, der von der Auferstehung der Toten handelt und im Mittelalter bei Totenmessen gesungen wurde. War der Gesang des Psalmes zunächst noch selbstverständlich, so mussten die Hinterbliebenen mit der Zeit dem Kirchenchor schon etwas zustecken, damit er den Psalm bei der Totenmesse sang.

Und so erhielten die bestechlichen Sänger, die „ihr Fähnchen nach dem Wind hängten" und für die Toten nur nach entsprechender Bezahlung, nicht aber aus christlichem Mitgefühl sangen, die Bezeichnung „Placebos".

Damit ist dieser kleine Exkurs in die Welt der medizinischen Terminologie beendet.

Seien Sie mit einer fast ebenso höflichen Formulierung wie das „placebo" verabschiedet, die heute vor allem im Süddeutschen Raum noch gebräuchlich ist: Mit der Redewendung „Ihnen zu Diensten, ich werde ihr Sklave sein". Oder einfach:
Servus!

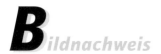
# **B**ildnachweis

Einleitung und Teil I:
Illustrationen von Peter E. Reiche, Berlin

Teil II:
Kapitel 8, 10 und 12 nach Thews G, Mutschler E, Vaupel P:
Anatomie, Physiologie, Pathophysiologie des Menschen 5. Aufl.,
Wissenschaftliche Verlagsgesellschaft Stuttgart
Kapitel 15 und 17 nach Räth U: Medikamentenlehre für
Altenpflegeberufe. Wissenschaftliche Verlagsgesellschaft
Stuttgart 1999

# **A**usgewählte Literatur

Beyer C: Pharmazeutische und Medizinische Terminologie. 4. Aufl., Wissenschaftliche Verlagsgesellschaft Stuttgart 1996

Caspar W: Medizinische Terminologie; Lehr- und Arbeitsbuch. Thieme Verlag Stuttgart 2000

Dräger H: Abkürzungen und Begriffe in der Medizin. 2. Aufl., Thieme Verlag Stuttgart 2001

Duden: Das Wörterbuch medizinischer Fachausdrücke. 6. Aufl., Dudenverlag Mannheim 1998

Eckart WU: Geschichte der Medizin. 2. Aufl., Springer-Verlag Berlin 1994

Fink G: Who's who in der antiken Mythologie. Deutscher Taschenbuch Verlag München 1993

Hexal Taschenlexikon Medizin. 2. Aufl., Urban & Fischer München 2000

Hunnius: Pharmazeutisches Wörterbuch. 8. Aufl., de Gruyter Berlin 1998

Karenberg A: Fachsprache Medizin im Schnellkurs. Für Studium und Berufspraxis. Schattauer Verlag Stuttgart 2000

Kerényi K: Die Mythologie der Griechen, Band I: Die Götter- und Menschheitsgeschichten. 5. Aufl., Deutscher Taschenbuch Verlag München 1981

Kerényi K: Die Mythologie der Griechen, Band II: Die Heroen-Geschichten. 6. Aufl., Deutscher Taschenbuch Verlag München 1983

Kluge F: Etymologisches Wörterbuch der deutschen Sprache. 23. Aufl., de Gruyter Berlin 1999

Kleine Terminologie Medizin. Urban & Schwarzenberg München 1990

Kollesch J, Nickel D (Hrsg.): Antike Heilkunst. Ausgewählte Texte aus dem medizinischen Schrifttum der Griechen und Römer. 2. Aufl., Pahl-Rugenstein Verlag Köln 1989

Kümmel WF, Siefert H: Kursus der medizinischen Terminologie. 7. Aufl., Schattauer Verlag Stuttgart 1999

Lippert-Burmester W, Lippert H: Medizinische Fachsprache – leicht gemacht. Lehr- und Arbeitsbuch. 3. Aufl., Schattauer Verlag Stuttgart 2002

Pleticha H, Schönberger O: Die Griechen. Gustav Lübbe Verlag Bergisch Gladbach 1984

Pschyrembel Klinisches Wörterbuch. 259. Aufl., de Gruyter Berlin 2002

Räth U: Medikamentenlehre für Altenpflegeberufe. Wissenschaftliche Verlagsgesellschaft Stuttgart 1999

Reuter P: Springer Wörterbuch Medizin. Springer-Verlag Berlin 2001

Schmeken H: Orbis romanus. Einführung in die lateinische Sprache. Ferdinand Schöningh Paderborn 1978

Schulz K-H, Helmstädter A: Fachlatein. Pharmazeutische und Medizinische Terminologie. 12. Aufl., Govi Verlag Eschborn 1998

Schulze P: Anatomisches Wörterbuch. 7. Aufl., Thieme Verlag Stuttgart 2001

Stowasser JM, Petschenig M, Skutsch F: Der kleine Stowasser. Lateinisch-deutsches Schulwörterbuch. G. Freytag Verlag München 1979

Thews G, Mutschler E, Vaupel P: Anatomie, Physiologie, Pathophysiologie des Menschen. 5. Aufl., Wissenschaftliche Verlagsgesellschaft Stuttgart 1999

## *Vielen Dank an*

Uta Kübler vom Institut für Phytotherapie (Berlin) für die Anregung zum „Mikro-Latinum"

Dr. Ingram Schulze-Neick für medizinische Auskünfte in Zweifelsfällen

Dr. Gebhard Kerckhoff für den stilistischen Feinschliff – und vor allem

Dr. Botho Petersen für die altphilologische Beratung und sorgfältige Durchsicht.

# Sachregister

*Sachregister*

*Sachregister*